口腔种植医护
一体化指引清单
第 1 辑

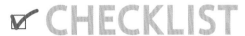

CHECKLIST
FOR INTEGRATED HEALTHCARE
IN ORAL IMPLANTOLOGY

主 编
满 毅 林 洁

副主编
向 琳 屈依丽 王铝亚

编 委（以姓氏音序为序）
古 兰 郭 智 雷逸灵 李 佳
林 洁 罗 雲 满 毅 屈依丽
王 斌 王 宇 王铝亚 魏莲英
吴菲菲 向 琳 严 婷 张 慧
张 玲 张 叶 赵 庆 郑 晶
祝 婷

U0229309

网络
增值服务
ONLINE SERVICES

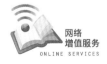

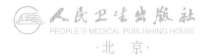
人民卫生出版社
PEOPLE'S MEDICAL PUBLISHING HOUSE
·北 京·

序

近年来，随着口腔种植学的快速发展，选择种植修复的患者日益增多。在牙种植治疗中，医生无疑是团队的核心，但医护之间的精准配合也是不可或缺的环节，在实际工作中，因医护配合欠佳而导致的临床问题也时有发生。

2022年，由四川大学华西口腔医院满毅种植团队倾心编写的《口腔种植规范化治疗清单——单颗牙和多颗牙的种植治疗》一书正式出版，其中林洁护士长护理团队撰写的"第六章 口腔种植护理的规范化操作清单"，得到了口腔种植学界的一致好评。同年，华西口腔种植医护团队联合撰写了《口腔种植医护一体化指引清单 第1辑》，此书是从医护双重视角，结合多年实战经验，针对口腔种植治疗中的医护一体化问题，详细阐述种植医护精准配合的又一力作。

全书延续治疗指引清单的形式，从种植医护一体化配合的多个环节进行详细、生动、形象的阐述，不仅涵盖牙种植体植入术的医护一体化配合，还涉及种植治疗室环境布局、基本设施设备和常用操作技术等内容。全书图文并茂，通过大量临床照片以及生动形象的示意图、20个规范化操作视频，全方位、多角度向读者展示了华西口腔种植医护一体化配合流程，并在撰写中引用大量临床病例，使广大读者能够更加贴近实际地掌握临床实战技巧。我相信通过阅读这本专著，能让所有想了解和更进一步学习种植医护一体化配合的团队，受益匪浅。

提升医护一体化水平，寻求更为安全、有效的临床方法是华西口腔种植医护团队始终坚守的工作信条。在临床工作中，我深切地感受到华西口腔种植医护团队的专业、规范及其对医疗事业的热忱，同时也深切体会到医护精准配合带给患者、医生以及护理人员的真实反馈和良好体验。因此，我非常欣慰能够看到医护团队将临床经验、护理规范以及医护一体化配合整理成文，通过专著的形式与大家见面。相信这本书对于广大医护人员会有极高的参考价值。广大同行在阅读本书后，定会有所收获，从而共同促进口腔种植事业的蓬勃发展。

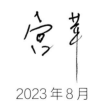

2023 年 8 月

前 言

近年来，伴随着世界范围内口腔种植技术的不断进步和广泛应用，我国口腔种植学也在众多优秀学者的研究和实践下蓬勃发展。不可否认，口腔种植学的发展是口腔医学中多门理论学科、多种临床技术相互交叉和促进的综合效应，其实际应用更是需要多位口腔临床人员的密切沟通和配合。

在曾经的学习与工作中，我有幸拜读过许多优秀专业著作，从中获益匪浅，这些书籍从各个专业角度，系统介绍了口腔种植学的相关基本理论和系列规范临床操作，是各位前辈和同行多年工作和教学经验的宝贵结晶。但同时，我也注意到这些书籍大多是从临床医生的视角出发，而侧重于口腔种植护理以及医护配合方向的专著较少；更为重要的一个方面，随着医护一体化概念的不断深入以及临床新技术的不断涌现，护理人员从原来的配合式护理走向主动式护理，护理团队成员更积极参与到种植治疗中，并同时了解每一种技术的内涵，从而提高了服务水平和质量，保障了患者安全。因此，本着为广大口腔种植护理人员提供专业参考，促进临床医护一体化标准流程以及更进一步的主动式护理的初心，我和四川大学华西口腔医院种植科的林洁护士长共同主编了这本《口腔种植医护一体化指引清单　第 1 辑》。本书以治疗指引清单的形式，从牙种植手术治疗室的环境布局、基本设施设备、牙种植护理常用操作技术、牙种植体植入术、牙种植二期手术、种植印模制取、种植戴牙等多个种植医护一体化配合的环节进行详细、生动、形象的阐述。全书图文并茂，附有大量临床照片、形象生动的示意图及 20 个规范化操作视频，全方位、多角度向读者展示了口腔种植医护一体化配合流程。为了使各位亲爱的读者以及同行能够更加身临其境，掌握临床实际操作技巧，我们在这本书的编写中尽量引用临床实际病例，希望可以帮助大家理解和学习。

这本书能够有幸出版发行，离不开众多前辈和同行们无私的关心和指导，在此向本书撰写过程中，为我们提供帮助的专家们表达诚挚的谢意，感谢四川大学华西口腔医院刘帆老师、赵晓曦老师、鲁喆老师、陈文老师、徐庆鸿老师等人提供的专业咨询和指导，同时，我也非常感谢四川大学华西口腔医院提供平台，感谢人民卫生出版社给予我们的宝贵机会，让我们有机会与大家分享在口腔种植护理以及主动式护理方面的一点点经验和感受。当然，口腔种植学的知识包罗万象，书中所包含的内容仅是其中一隅，其中的不足之处盼望各位批评指正，以期共同学习与进步！

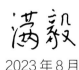

2023 年 8 月

目录

扫二维码
免费观看视频

扫二维码免费观看视频:

1. 首次观看需要激活,方法如下:①刮开带有涂层的二维码,用手机微信"扫一扫",按界面提示输入手机号及验证码登录,或点击"微信用户一键登录";②登录后点击"立即领取",再点击"查看"即可观看网络增值内容。

2. 激活后再次观看的方法有两种:①手机微信扫描书中任一二维码;②关注"人卫助手"微信公众号,选择"知识服务",进入"我的图书",即可查看已激活的网络增值服务。

1

CHECKLIST

FOR INTEGRATED HEALTHCARE ☑
IN ORAL IMPLANTOLOGY

随着我国经济的发展和人民生活水平的提高，人们对口腔健康的关注度越来越高。牙列缺损和牙列缺失是我国常见的口腔疾病，牙种植修复技术因其不损伤天然牙、咀嚼效率高且美观舒适，在临床中快速普及，已逐渐成为修复牙列缺损与牙列缺失的首选方式。与此同时，人们对口腔诊疗环境也提出了更高的要求。口腔诊疗环境是患者求医治病接受诊疗的场所，也是口腔医务工作者毕生从事职业工作的场所。良好的口腔诊疗环境，有利于提升患者的就医体验，提高医务工作者的职业归属感，保障口腔诊疗工作的顺利开展。**那么牙种植手术治疗室的环境布局是怎么样的呢？需要哪些基础设施设备呢？**在本章中，我们将为大家进行详细的介绍。

第一章

牙种植手术
治疗室的环境布局及
基础设施设备

☑ 第一节
牙种植手术治疗室的
环境布局

牙种植手术治疗室是为患者进行牙种植手术治疗的重要场所，其位置应尽量设在环境安静、空气质量较高的区域。牙种植手术治疗室的设计应充分考虑牙种植手术治疗须遵守的无菌技术要求以及口腔综合治疗台的特点进行布局。**那么牙种植手术治疗室是怎样布局的呢？**

一、牙种植手术治疗室的通道布局

在设计牙种植手术治疗室时，降低医疗污物的污染是牙种植手术治疗室布局的重点。为最大限度地降低牙种植手术治疗室的污染，牙种植手术治疗室在通道布局上应全面考虑，具体如下。

手术室的通道布局有三种形式：单通道布局（图1-1-1）、双通道布局（图1-1-2）和多通道布局（图1-1-3）。那么它们具体是什么样的呢？

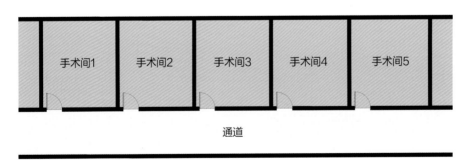

图1-1-1 单通道布局示意图

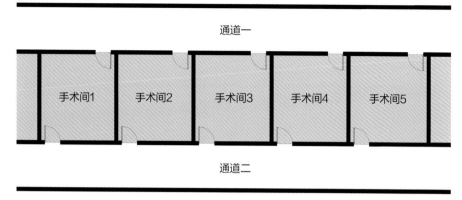

图 1-1-2　双通道布局示意图

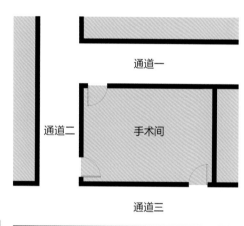

图 1-1-3　多通道布局示意图

（一）单通道布局

单通道布局仅有一个通道，医护人员、清洁物品、患者、污物共用该通道，手术间布置在通道一侧。因此每个手术间必须有清洗、预处理的设施设备，手术间的污物就地处理后进入通道。单通道布局的优点是节省建筑面积，投资少。缺点是由于单通道设置，手术产生的污物须就地处理后方可运出，不利于洁污分流（图 1-1-4）。

（二）双通道布局

双通道布局即手术室前后均设通道，该布局方式内外通道相通，其优点是将洁净路线与污染路线严格分开，有利于洁污分流（图 1-1-5）。缺点是手术室占地面积相对较大。

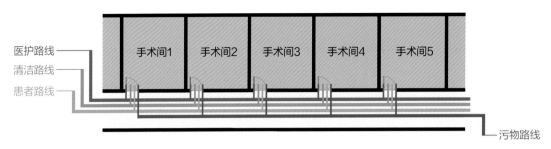

医护路线
清洁路线
患者路线
污物路线

图1-1-4 单通道布局：医护人员、清洁物品、患者、污物路线图

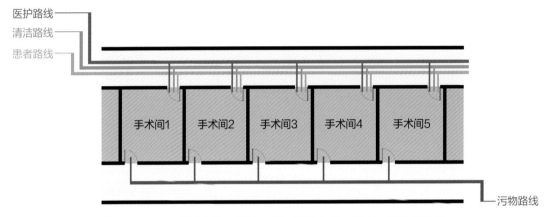

医护路线
清洁路线
患者路线
污物路线

图1-1-5 双通道布局：医护人员、清洁物品、患者、污物路线图

（三）多通道布局

多通道布局即手术室内有纵横多条通道，多通道布局的优点是有利于清洁物品、医护人员、患者、污物分流（图1-1-6）。缺点是医疗机构需要有足够的建筑面积和资金。

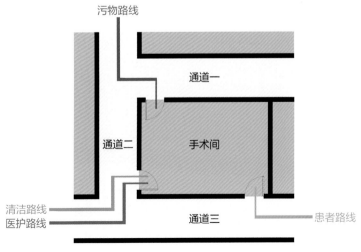

污物路线

通道一

通道二

手术间

清洁路线
医护路线

通道三

患者路线

图1-1-6 多通道布局：清洁物品、医护人员、患者、污物路线图

二、牙种植手术治疗室的组成形式

目前，牙种植手术治疗室有三种组成形式：多个、两个或仅由一个手术间组成的牙种植手术治疗室。我们将以多个手术间组成的牙种植手术治疗室、两个手术间组成的牙种植手术治疗室、单个手术间构成的牙种植手术治疗室以及口腔医疗机构规划中的牙种植手术治疗室为例，进行阐述。

（一）多个手术间组成的牙种植手术治疗室

由于受到用地限制和保护文物建筑的限制，口腔临床大楼整体采取占地面积少、功能布局紧凑、交通路线短的集中式建筑形式和自由伸展的不对称布置的平面形式。图1-1-7 所示的牙种植手术治疗室共设有五个手术间、一个医护准备间和一个污物间。各手术间相对独立，单通道设置，共用一个过道。各手术间配置清洗、预处理器械的设施设备，手术间的污物就地处理后进入共用通道转运至污物间。其中手术间 1~手术间 4 的空间面积相对较大，适用于使用仪器设备多、手术相对复杂的情况，例如穿颧手术、多科联合手术等；手术间 5 相对较小，适合开展简单的牙种植手术。该牙种植手术治疗室布局紧凑，其优点是节省建筑面积，投入资金相对较少。如果该牙种植手术治疗室同时安排 5 台及以上的复杂手术时，限于其布局，各手术间将不能同时开展复杂手术，进而影响手术间的有效使用率。同时，由于该牙种植手术治疗室为单通道设置，手术间污物须就地处理后才可运出，不利于洁污分流。**如果该医疗机构在用地和经济条件允许的情况下，应该如何进一步优化呢？**

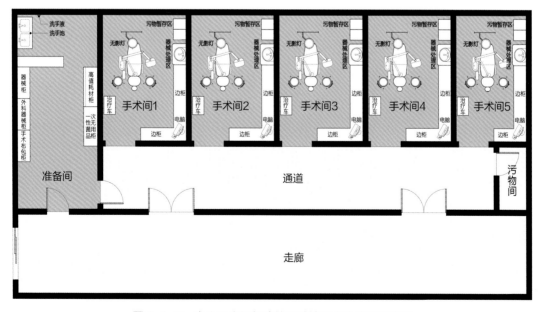

图 1-1-7 多个手术间组成的牙种植手术治疗室示意图

首先，建议选用双通道布局，将医护人员、清洁物品、患者的洁净路线与污物等污染路线严格分开。

其次，牙种植手术治疗室建议设置独立的无菌物品准备间。在用地和经济条件允许的情况下，还可设置患者准备室和患者观察室。独立的准备间用于存储牙种植手术过程中使用的手术布包、各类手术器械和其他无菌物品等。患者准备室用于为患者做好牙种植手术的术前准备，例如术前清洁口腔、穿鞋套、戴帽子等。患者观察室便于医护人员对牙种植术后患者进行观察，例如对行牙种植镇静术后的患者进行留观。

（二）两个手术间组成的牙种植手术治疗室

两个手术间组成的牙种植手术治疗室（图1-1-8）共设有两个牙种植手术治疗间，各手术间相对独立，共用一个医护准备室。各手术间外均设有患者准备室，患者在对应的准备室完成术前准备后，由患者通道进入牙种植手术治疗室等待手术；医护人员在更衣洗手后，由医护通道进入牙种植手术治疗室行牙种植手术。该牙种植手术治疗室设置了患者和医护人员专用通道，患者和医护人员通过专用通道进入手术间，有利于提升患者的就医体验，提高医护人员的职业归属感。因此，相较于多个手术间组成的牙种植手术治疗室，两个手术间组成的牙种植手术治疗室在布局上显得更为合理。

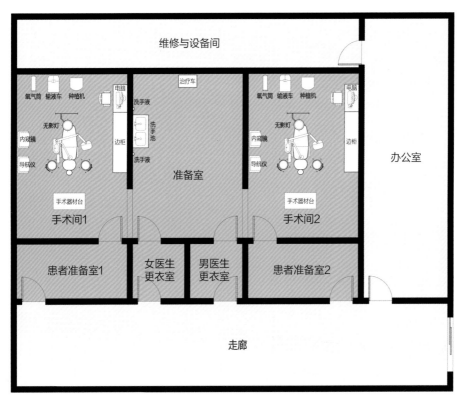

图1-1-8　两个手术间组成的牙种植手术治疗室示意图

（三）单个手术间构成的牙种植手术治疗室

单个手术间构成的牙种植手术治疗室（图1-1-9）由一个手术间、一个刷手间和一个准备间组成。该牙种植手术治疗室为双通道布局，将医护人员、清洁物品、患者的通道与污物通道分开，有利于洁污分流。

（四）多通道布局的牙种植手术治疗室

多通道布局的牙种植手术治疗室（图1-1-10）由一个手术区、一个刷手区、一个物品准备区、一个患者准备区和两个更衣室组成。该牙种植手术治疗室为三通道布局，将医护人员及清洁物品的通道、患者的通道与污物通道分开，有利于洁污分流。当医疗机构建筑面积和经济条件允许时，牙种植手术治疗室可选用多通道布局。

综上所述，牙种植手术治疗室可根据医疗机构规模大小，由一个或多个手术间组成。医疗机构在设计牙种植手术治疗室时，为降低医疗污物的污染宜采用双通道或三通道布局。当牙种植手术治疗室仅由一个手术间构成时，其最小净面积宜不小于20~25m^2，尺寸宜不小于4.8m（长）×4.2m（宽），室内净高在2.7~3.0m之间为宜（图1-1-11）。当牙种植手术治疗室由多个手术间组成时，应遵循干净整洁、分区明确、方便使用及管理的原则。

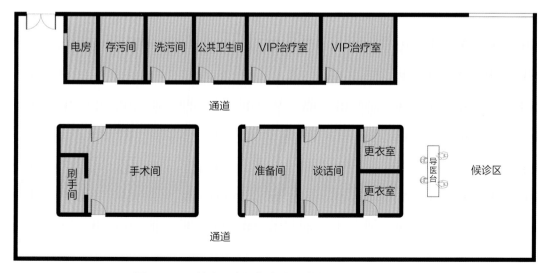

图1-1-9 单个手术间构成的牙种植手术治疗室示意图

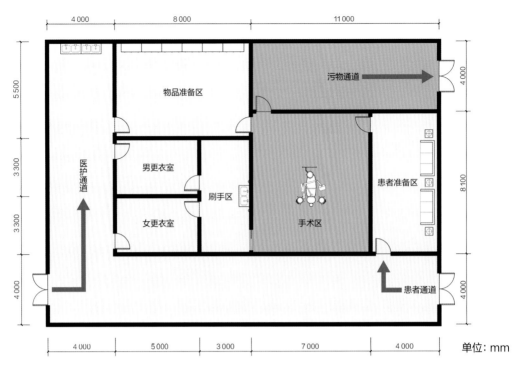

图 1-1-10 多通道布局的牙种植手术治疗室示意图

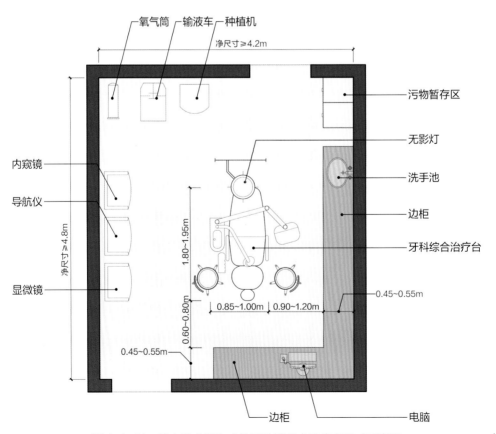

图 1-1-11 单个手术间构成的牙种植手术治疗室尺寸示意图

三、牙种植手术治疗室的构成

牙种植手术治疗室由牙种植手术间及其辅助区域构成，辅助区域通常包括准备区、更衣区、刷手区、患者准备区和污物区等（图1-1-12）。

1. 牙种植手术间　牙种植手术间是口腔医生为患者进行牙种植手术治疗的场所，是牙种植手术治疗室的核心。

2. 准备区　准备区主要用于无菌物品存放，包括牙种植手术过程中使用的手术布包、各类手术器械和其他无菌物品等。根据存放物品的种类可划分为无菌手术衣存放区、手术布包存放、外科器械存放、高值耗材存放区和一次性使用无菌物品存放区（表1-1-1）。

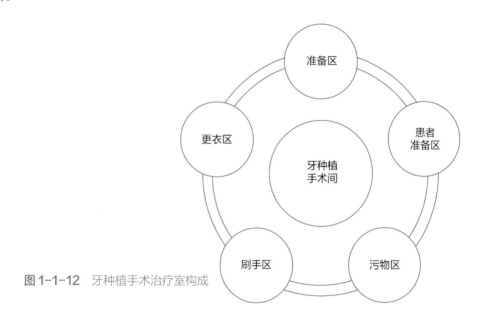

图1-1-12　牙种植手术治疗室构成

表1-1-1　准备区各分区的用途

准备区分区	用途
无菌手术衣存放区	用于存放消毒灭菌后的手术衣
手术布包存放区	用于存放消毒灭菌后的手术布包
外科器械存放区	用于存放消毒灭菌后的牙种植外科器械,包括各系统牙种植工具盒、导航仪工具盒、超声骨刀工具盒等
高值耗材存放区	用于存放牙种植手术过程中可能使用的高值耗材,如各系统种植体及相应的覆盖螺丝或愈合基台、屏障膜、骨代用品等
一次性使用无菌物品存放区	用于放置牙种植手术过程中使用的牙龈冲洗器、冲洗空针、吸唾管、手术刀片、缝线等一次性使用无菌物品

3. **刷手区** 刷手区是医护人员进行手卫生的场所。

4. **更衣区** 更衣区是医护人员术前更换洗手服、术后更换工作服的区域。

5. **患者准备区** 患者准备区用于为患者做好牙种植手术术前准备，例如术前清洁口腔、穿鞋套、戴帽子等。

6. **污物区** 污物区用于暂时存放牙种植手术使用后的各类器械、手术衣及其他布类。

四、牙种植手术治疗室的环境管理

牙种植手术治疗室在布局合理的基础上，也应加强手术治疗环境的管理。**那么牙种植手术治疗室该如何进行环境管理呢？**

（一）牙种植手术治疗室的划分

首先，牙种植手术治疗室根据有无被病原微生物污染，可划分为污染区、清洁区、无菌区三部分（图1-1-13）。

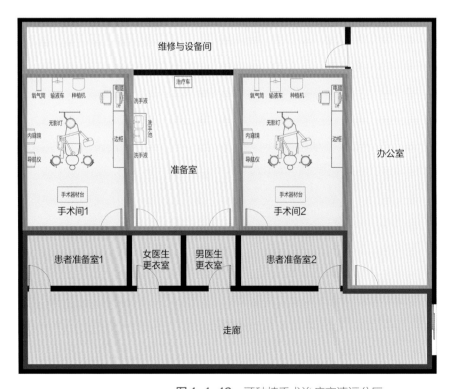

图 1-1-13 牙种植手术治疗室清污分区

1. 污染区 污染区一般设在牙种植手术治疗室最外侧，包括更衣室、患者接送区、家属等候区、污染处理间等，交接患者区域应保持安静，勿高声喧哗，医护人员核对患者和病历信息无误后，方可进入。

2. 清洁区 清洁区是指污染区进入无菌区的过渡性区域，如仪器设备区、非无菌物品存储区等。口腔医护人员如已做好外科手消毒或已穿着无菌手术衣，不可再进入此区，以免发生污染。

3. 无菌区 无菌区一般设在牙种植手术治疗室内侧，要求最为严格，如无菌手术间、无菌物品存放区等。非在岗人员禁止入内，医护人员及其活动都应严格遵守无菌原则。

（二）牙种植手术间的环境管理

1. 牙种植手术间的环境要求 不放置杂物，不摆放绿植，玻璃清洁无水渍、无印迹。边柜桌面应清洁整齐、无死角，物品摆放整齐，分类放置。边柜内物品放置有序，标识清楚，容易查找，方便取用（图1-1-14，图1-1-15）。

2. 严格控制人员进出 严格限定参观手术者。手术人员及手术参观者进入手术间后，严格遵守无菌原则，不随意走动。

3. 严格诊间消毒（图1-1-16，图1-1-17）

（1）水路冲洗：口腔综合治疗台水路是由细小光滑且柔韧的管道组成的水路系统，起到为相关治疗器械提供诊疗用水的作用，包括牙科手机、三用枪、超声波洁牙机等与口腔综合治疗台水路相连的治疗器械。水路冲洗是指每日治疗开始前，冲洗口腔综合治疗台水路2~3分钟，每位患者诊疗结束后冲洗水路30秒的行为，其目的是减少因器械回吸作用和水流停滞而造成的水路污染。

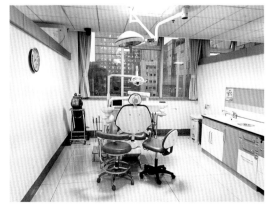

图1-1-14 牙种植手术间整体环境

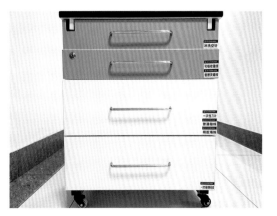

图1-1-15 边柜内放置物品标识清楚

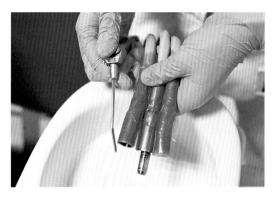
图 1-1-16　水路冲洗

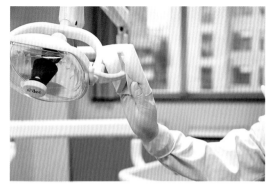
图 1-1-17　卫生湿纸巾擦拭消毒

（2）物体表面消毒：牙种植手术间的口腔综合治疗台可使用卫生湿纸巾擦拭消毒，遵循从左至右、由上至下的原则，具体顺序如下：

1）护理吸唾区：水/气枪和把手。

2）冷光灯开关及把手。

3）头靠、牙椅及两侧把手。

4）医生治疗区：治疗台面、把手、高低速手机接头和水/气枪。

（3）其他区域物体表面消毒：可采用 500mg/L 含氯消毒液擦拭。地面无明显污染时，采用湿式清扫，可用清水或含清洁剂水进行清洁。当受到血液、体液污染时，使用 1 000mg/L 含氯消毒液擦拭，作用 30 分钟，再用清水清洁，同时使用人机共存的紫外线空气消毒净化设备，定时进行空气消毒，持续改善空气质量。

4. 医疗废物管理　医疗废物是指医疗卫生机构在医疗、预防、保健以及其他相关活动中产生的具有直接或者间接感染性、毒性以及其他危害性的废物。根据《医疗废物分类目录》，医疗废物可分为感染性废物、病理性废物、损伤性废物、药物性废物和化学性废物。**那么它们具体是什么样的呢（表 1-1-2）？**

那么口腔医疗机构对医疗废物该如何进行管理呢？

医疗废物管理应符合中华人民共和国国务院令第 588 号《医疗废物管理条例》的有关规定。各医疗机构建立健全医疗废物管理制度，建立医疗废物登记本，登记内容应当包括医疗废物的来源、种类、重量或者数量、交接时间、处置方法、最终去向以及经办人签名等项目（图 1-1-18）。口腔医疗机构医疗过程中产生的医疗废物应分类放置，感染性废物应置于黄色垃圾袋中，损伤性废物应置于锐器盒内，病理性或化学性废物应置于专用容器中，其中锐器盒内损伤性医疗废物容量不应超过容器的 3/4 或放置时间不超过 48 小时，需及时清运，清运时不能散落，同时应保持诊室地面的清洁。

表 1-1-2　各类医疗废物分类、特征及常见组分或者废物名称

医疗废物分类	特征	常见组分或者废物名称
感染性废物	携带病原微生物,具有引发感染性疾病传播危险的医疗废物	1. 被患者血液、体液、排泄物污染的物品 2. 医疗机构收治的隔离传染病患者或者疑似传染病患者产生的生活垃圾 3. 病原体的培养基、标本和菌种、毒种保存液 4. 各种废弃的医学标本 5. 废弃的血液、血清 6. 使用后的一次性医疗用品及一次性医疗器械视为感染性废物
病理性废物	诊疗过程中产生的人体废弃物和医学实验动物尸体等	1. 手术及其他诊疗过程中产生的废弃的人体组织、器官等 2. 医学实验动物的组织、尸体 3. 病理切片后废弃的人体组织、病理蜡块等
损伤性废物	能刺伤或者割伤人体的废弃医用锐器	1. 医用针头、缝合针 2. 各类医用锐器,包括:解剖刀、手术刀、备皮刀、手术锯等 3. 载玻片、玻璃试管、玻璃安瓿等
药物性废物	过期、淘汰、变质或被污染的废弃药品	1. 废弃的一般性药品,如:抗生素、非处方类药品等 2. 废弃的细胞毒性药物和遗传毒性药物,包括致癌性药物、可疑致癌性药物和免疫抑制剂 3. 废弃的疫苗、血液制品等
化学性废物	具有毒性、腐蚀性、易燃易爆性的废弃化学物品	1. 医学影像室、实验室废弃的化学试剂 2. 废弃的过氧乙酸、戊二醛等化学消毒剂 3. 废弃的汞血压计、汞温度计

口腔医院

医疗废物处置登记表

＿＿＿＿ 年

日期		医疗废物来源	医疗废物种类及重量 (kg)					总重量 (kg)	交接时间		处置方式			最终去向	交物人签名	接物人签名
月	日	产生科室	感染性 (kg)	病理性 (kg)	损伤性 (kg)	药物性 (kg)	化学性 (kg)		时	分	消毒	毁形	其他			

备注:此表供产生医疗废物的相关科室人员填写,实行交物人与接物人双签字。

图 1-1-18　医疗废物处置登记表

（三）高值耗材管理

牙种植手术需要使用的高值耗材主要包含种植体、骨代用品、屏障膜、植入性钛板和钛钉等。医疗机构可根据科室实际情况，设立高值耗材专柜并设置密码，由专人进行管理。高值耗材柜内各抽屉张贴标识（**图 1-1-19**），各系统种植体及相应的覆盖螺丝或愈合基台、屏障膜、骨代用品按型号分类放置，顺序摆放，便于查找。

高值耗材使用时应与医生双人核对，确认无误后再拆包装。同时在高值耗材使用登记表即手术同意书（**图 1-1-20**）、手术记录单（**图 1-1-21**）、高值耗材使用登记表（**图 1-1-22**）和患者病历（**图 1-1-23**）上进行登记，之后粘贴高值耗材条码或标签。

在手术同意书上登记并粘贴高值耗材条码，便于医生在电子病历无法使用的情况下反映手术患者的治疗情况；在手术记录单上登记并粘贴高值耗材标签，同时在高值耗材使用登记表上登记并粘贴高值耗材条码，便于每日核查和统计高值耗材使用情况及追溯管理；在患者病历上记录并粘贴高值耗材条码，便于患者在不同医疗机构就诊时反映其治疗信息。

每日的高值耗材使用情况由专人核对手术记录单并录入高值耗材使用情况登记表（**图 1-1-24**）中进行保存，便于随时查阅，在有条件的情况下可将纸质资料扫描保存，避免数据有误时纸质材料遗失而导致的无法追溯，纸质档资料也应根据相关规定妥善保管，以便追溯管理。为保证高值耗材使用情况统计的准确性，每月月底需双人再次核对其使用情况，避免遗漏和统计错误。

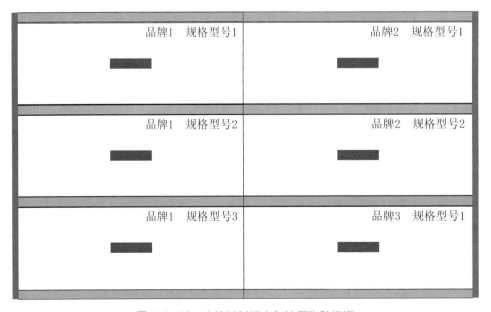

图 1-1-19　高值耗材柜内各抽屉张贴标识

患者基本信息核实

患者姓名：**张三**　　　性别：**男**/女　　　年龄：**26岁**　　手机号：**1388XXXX237**

近三年来你是否住过院或患过严重疾病吗？		☑否　□是
如果是，是什么疾病：		
有无拔牙等手术史		□否　☑是
如果有，是什么时候：	☑1年以内　　□1~3年　　□3年以上	

胸前区痛（心绞痛）	☑否　□是	冠心病	☑否　□是
高血压	☑否　□是	糖尿病	☑否　□是
头痛、头昏、晕厥	☑否　□是	卒中或脑溢血	☑否　□是
甲亢	☑否　□是	肝功能异常	☑否　□是
肾功能异常	☑否　□是	风湿病	☑否　□是
是否有自发出血或淤青，或止血困难　☑否　□是		是否有血液系统疾病　☑否　□是	

如有血液病请选择：□白血病　　　□贫血　　　□血小板减少性紫癜　　　□淋巴瘤	
有无骨质疏松？　☑无　□有　　　　　　如果有，有无服用双磷酸盐类药物　□无　□有	
是否有感染性疾病　☑否　□是	
如有，请选择　□乙型肝炎　□梅毒　□获得性免疫缺陷综合征　□丙型肝炎　□其他：	
过去或现在使用的药物（做过的治疗）	
□抗凝药物　　□化疗药物　　□双磷酸盐类药物　　□激素　　□精神类药物　　□心脏手术史　　□透析	
□头面部放射治疗史　　　□器官移植史　　　□其他：	
有无药品、食物等过敏史？　☑无　□有　　　　　　　如果有，请选择：	
□青霉素类过敏（阿莫西林、头孢等）　　　　□麻醉药过敏	
□食物过敏　　　　　　　　　　　　　　　□其他过敏：	
是否月经或妊娠期　☑否　□月经期　□妊娠期　□近期计划妊娠　　术前是否进食☑是　□否	
有无其他情况请说明：**无**	
若以上情况均属实，请患者（监护人）或患者近亲属、授权的代理人在此签字	

签字：**张三**　　　时间：20**21**年**6**月**6**日　与患者关系：**本人**

手术计划：
预计植入种植体：**4.8/8 × 1K（BLT）**

植骨：　　　　　　　　　　　　　上颌窦提升方法：
备注：
□影像资料：**CBCT**
□模型：　　　　　　　　　　　　□手术导板：
手术日期：**2021.6.6**　　　　　主刀医师签名：
□血压：**123/68mmHg**　　□脉搏：**79次/分**
□术前给药：阿莫西林2g/克林霉素600mg　　□术前治疗：
手术同意书已签：☑种植同意书　　☑拔牙同意书　　☑费用和高值耗材知情同意书
局部麻醉：
　　　□2%利多卡因　　☑4%阿替卡因（必兰麻）　　□3%甲哌卡因　　□0.5%布比卡因
处方：☑地塞米松　　☑冰袋　　☑抗生素 **阿莫西林**　☑镇痛药 **双氯芬酸钠缓释胶囊**
　　　☑术后医嘱：**CBCT**　　　　　□术后影像：

种植体/植骨材料标签：　REF 021.7308　LOT EFH36　BLT, Ø 4.8mm RC, SLActive8mm,Roxolid®　　　基桩：

4

图1-1-20　手术同意书上登记并粘贴高值耗材条码（红框示）

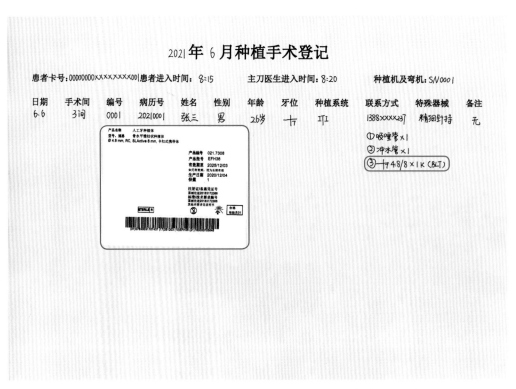

2021年6月种植手术登记

患者卡号：00000000XXXXXXXX001   患者进入时间：8:15   主刀医生进入时间：8:20   种植机及弯机：SN0001

日期	手术间	编号	病历号	姓名	性别	年龄	牙位	种植系统	联系方式	特殊器械	备注
6.6	3间	0001	20210001	张三	男	26岁	16	ITI	1388XXXX237	精细钻持	无

①吸唾管×1
②冲水管×1
③⊥4.8/8×1K（BLT）

图1-1-21   手术记录单上登记并粘贴高值耗材标签（红框示）

高值耗材使用登记表

手术日期	病例号	患者姓名	性别	年龄	牙位	规格及型号	数量	医生签名	护士签名	备注
2021.6.6	20210001	张三	男	26	16	REF 021.7308 LOT EFH36	1K			
2021.6.6	20210002	李四	男	32	24	REF 021.2410 LOT CAW59	1K			
2021.6.6	20210003	吴一	男	29	16	REF 021.4410 LOT EGY99	1K			

请将所用实物、标签与填写内容确认无误后签字   科室：

供应厂商名称及代表（签字、盖章）：   科室负责人：

图1-1-22   高值耗材使用登记表上登记并粘贴高值耗材条码（红框示）

口腔医院电子病历

姓名：张三　　　　　性别：男　　　　　年龄：36 岁　　　　就诊时间：2021 年 6 月 6 日

科室：口腔种植科　　　　　　医生签名：ＸＸ　　　　　　页：1/1

图 1-1-23　患者病历上记录并粘贴高值耗材条码（红框示）

年　　月 高值耗材使用情况

日期	医生姓名	患者姓名	品牌名称 1	品牌名称 2	品牌名称 3	品牌名称 4

图 1-1-24　高值耗材使用情况登记表

☑ 第二节
牙种植手术治疗室的
基础设施设备

牙种植手术治疗室在布局时还应配置相应的设施设备。**那么牙种植手术治疗室需要哪些基础设施设备呢?**

一、牙种植手术间的基础设施设备

牙种植手术治疗室各手术间的基础设施设备通常包括手术无影灯、口腔综合治疗台、边柜、器械预处理池等(图1-2-1)。

(一)手术无影灯

手术无影灯由单个或多个灯头组成,可分为四孔、五孔、七孔、九孔、十二孔和子母灯等,也可根据其结构,分为固定式和移动式两种(图1-2-2,图1-2-3)。

手术无影灯连接在悬臂上,采用可以消毒灭菌的手柄作灵活定位,能做垂直或旋转移动,并具有自动刹车和停止功能以操纵其定位,灯头可在50cm范围内进行上下调节,左右可做180°倾斜与360°旋转,灯光能在80~120cm距离内任意聚焦。手术无影灯能

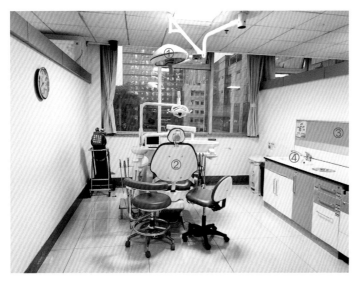

图1-2-1 牙种植手术治疗室各手术间的基础设施设备

①手术无影灯;②口腔综合治疗台;③边柜;④器械预处理池

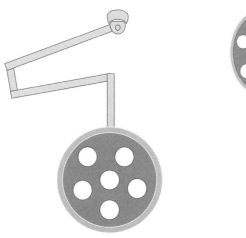

图 1-2-2　固定式手术无影灯

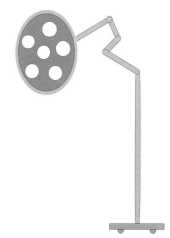

图 1-2-3　移动式手术无影灯

帮助口腔医生照明手术区域，有利于牙种植体植入术的顺利完成，是牙种植手术治疗室各手术间重要的医疗设备之一。

（二）口腔综合治疗台

口腔综合治疗台（图 1-2-4）是口腔医生对患者进行牙种植手术治疗最主要的设备之一。一台口腔综合治疗台的长度 1.8~2.0m。一般来说，口腔综合治疗台占地纵向总长度宜不小于 3m，横向占用宽度宜不小于 2.8m。口腔医生通过口腔综合治疗台椅位的升或降、俯或仰，为患者提供可靠舒适的支撑及体位变换功能，同时提供最佳的操作体位。有的口腔医疗机构也会采用手术床来替代口腔综合治疗台的功能，为患者进行牙种植手术治疗。

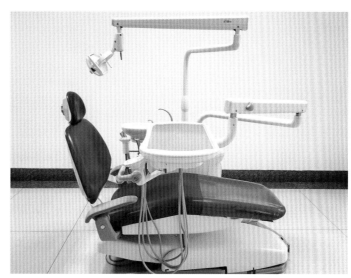

图 1-2-4　口腔综合治疗台

（三）边柜

牙种植手术治疗室各手术间通常采用固定式边柜（图1-2-5）。根据牙种植手术治疗室的面积大小，边柜可放在手术间口腔综合治疗台一侧，也可以放在口腔综合治疗台的两边。边柜桌面放置电脑，用于查阅患者信息、检查报告、X线片等，抽屉内放置手术需使用的一次性物品，如手术刀片、缝线、吸唾管、纱球等。牙种植手术治疗间通过合理摆放，可适当减少边柜数量，增加手术间空间，便于运输高新技术仪器的流动推车更易于流通。

（四）器械预处理池

器械预处理池是牙种植手术治疗室各手术间进行器械预处理的区域。器械预处理池的设置能有效降低医院感染风险，是牙种植手术治疗室不可或缺的部分。

二、牙种植准备区的基础设施设备

器械柜是牙种植准备区必不可少的设施。各级医疗机构可根据准备区的空间大小选用适宜尺寸的器械柜。一般来说，建议选用可以自由调节各层高度的器械柜。各器械柜应摆放整齐，标识清楚，器械柜整体高度应满足距离天花板不少于50cm的要求（图1-2-6）。

三、牙种植刷手区的基础设施设备

刷手池（图1-2-7）是牙种植刷手区的基础设施，水池大小、高度以能防止冲洗水溅出为宜。各级口腔医疗机构可根据牙种植手术治疗室的规模大小，开辟一个独立的区域用于手卫生。手卫生是医护人员在从事职业活动过程中洗手、卫生手消毒和外科手消

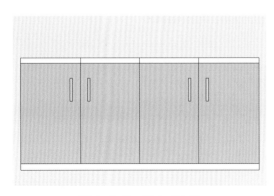

图1-2-5 固定式边柜

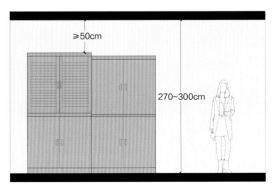

图1-2-6 器械柜高度要求

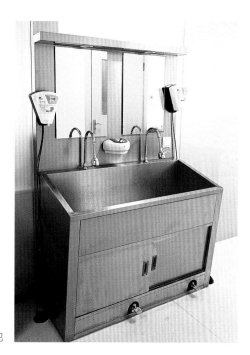

图 1-2-7 牙种植刷手区刷手池

毒的总称，是预防和控制医院感染，保障患者和医护人员安全最重要、最简单、最有效和最经济的措施。手卫生区域属于清洁区。

牙种植刷手区刷手池宜采用感应式、脚踏式等非手动触摸式开关的水龙头，同时配置洗手液、手消毒剂、手卫生揉搓用品和无菌擦手巾等物品。洗手液和手消毒剂可采用壁式固定装置，手消毒剂的出液器可采用脚踏式，应避免反复触摸而导致手消毒剂污染。洗手液和手消毒剂宜采用一次性包装，若重复使用的洗手液容器或消毒剂容器应至少每周进行一次清洁与消毒。

刷手池处可配备计时装置，粘贴外科手卫生流程图，用于核查洗手时间和洗手步骤是否达到标准。外科手消毒监测的细菌菌落总数应≤5CFU/cm^2。为避免刷手后开门污染，刷手区刷手池处不应设门。当刷手池设在洁净走廊上时，应不影响交通和环境卫生。

2

CHECKLIST

**FOR INTEGRATED HEALTHCARE
IN ORAL IMPLANTOLOGY**

近年来，随着牙种植技术的飞速发展，种植义齿修复已然成为牙列缺损或缺失的最佳修复技术。种植义齿是将种植体植入牙槽骨，替代天然牙根，以获取类似于牙固位支持的修复体。种植义齿已经广泛应用于牙列缺损、牙列缺失的修复中。种植义齿修复设计因其结构特点而有别于传统义齿设计，种植修复质量要求高，因此医护间的精准配合是不可或缺的部分，医护之间的有效沟通、完美配合是种植修复成功的重要保障。作为一名种植专科护士，不但要掌握口腔基本护理技术，而且需熟练掌握种植专科护理操作技术。**那么，牙种植护理主要有哪些操作呢？这些操作具体又有哪些技术要求呢？**本章将结合临床工作为大家介绍牙种植修复部分护理的主要操作技术。

第二章

牙种植护理
常用操作技术

第一节
种植印模材料
制取技术

实习护士 A2 刚进入科室，带教老师对科室进行了简单的介绍。这时，实习护士 A2 被口腔治疗椅上正在进行的操作深深地吸引（图 2-1-1），带教老师告诉实习护士 A2，这是在进行印模的制取。

那么，什么是"印模"？什么又是"印模技术"呢？ 首先，口腔印模是用来反映或者重现口腔内软、硬组织情况的阴模。其次，印模技术是将具有一定流动性且未凝固的印模材料，放置在口内需要进行修复的区域，待印模材料凝固后得到修复区域有关组织阴模的操作技术。

取模的精准度直接影响患者的修复过程，护士对种植印模材料性能的不了解、调拌手法有误、调拌时间把握不准等均有可能影响材料的凝固时间，造成印模制取失败，给患者留下不好的取模体验，降低患者的就医体验。

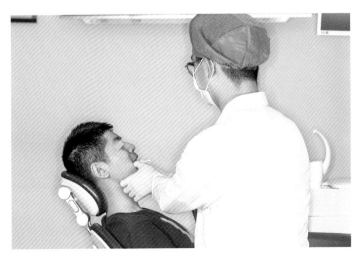

图 2-1-1　印模制取

一、托盘的选择

在制取印模前，选择合适的托盘是非常必要的。**那么常用的托盘有哪些呢？** 按照托盘的材质，托盘分为金属托盘和树脂托盘。其中，金属托盘又可以细分为不锈钢托盘和铝制托盘。按照托盘的形态，分为有孔托盘和无孔托盘（图2-1-2~图2-1-5）。

（一）怎么选择合适的托盘呢？

第一，托盘会有大小型号之分，我们要根据患者的牙弓大小和形态选择托盘的型号（图2-1-6）。

第二，根据制取印模材料性能的不同，结合托盘材质的特点来选择托盘。

1. 铝制托盘 材质较软，一般适用于抗撕裂程度较弱的印模材料进行全口初印模和诊断模型的制取。

2. 不锈钢托盘和树脂托盘 质地较硬，不易变形，一般适用于抗撕裂程度较高的印模材料进行种植修复工作印模及对颌印模的制取。

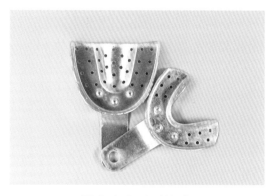

图2-1-2　铝制托盘

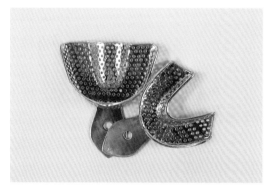

图2-1-3　不锈钢托盘

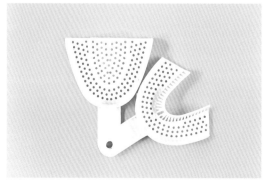

图2-1-4　树脂托盘

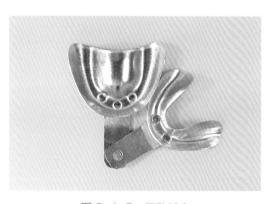

图2-1-5　无孔托盘

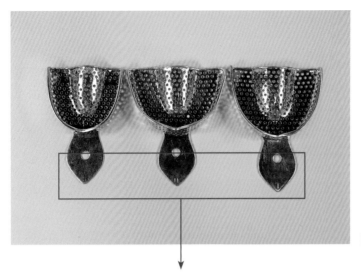

图 2-1-6　不同型号的托盘

托盘型号大小选择：S/M/L

（二）在制取种植印模的时候为什么要考虑托盘的硬度呢？

　　由于种植印模在凝固后质地较硬，脱模时需要使用较大的力量。如果在脱模的过程中，托盘材料的硬度不足以抵抗印模材料脱模时的脱位力量，就会造成印模的变形，导致种植印模制取出现误差，最终使种植印模制取失败。

　　制取种植印模的常用材料有哪些呢？常用的牙种植印模材料有藻酸盐印模材料、聚醚材料、硅橡胶印模材料（图 2-1-7~图 2-1-10）。

　　护士对材料性能的了解程度会影响取模材料调拌的操作，进而影响种植印模制取的成功与否。**那么种植印模材料的性能是什么样的呢？**接下来为大家逐一讲解。

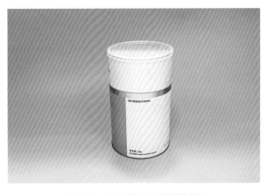

图 2-1-7　藻酸盐印模材料

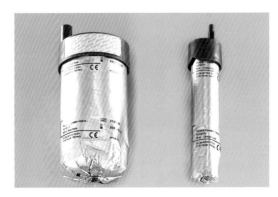

图 2-1-8　聚醚印模材料

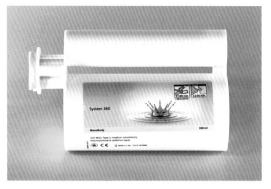

图 2-1-9　机用硅橡胶印模材料

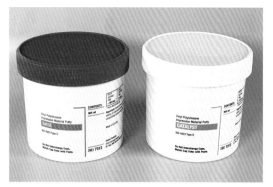

图 2-1-10　手混硅橡胶印模材料

二、藻酸盐印模材料制取技术

实习护士 A2 刚进入科室，在带教老师的指导下进行了藻酸盐印模的调拌。实习护士 A2 发现当藻酸盐粉剂和水调和在一起后，材料不是稀了就是干了。**那么，为什么会出现材料过稀或过干的情况呢？** 让我们来了解藻酸盐印模材料的组成和性能。

（一）组成

藻酸盐印模材料是一种不可逆性的水胶体印模材料，粉剂型印模材料在使用过程中需要同水一起调和使用。藻酸盐印模材料是由 12%~15% 藻酸盐、60%~70% 硅藻土、8%~16% 二水硫酸钙、2%~4% 磷酸钠、3%~10% 氟钛酸钾和微量的调味剂、色素组成（图 2-1-11）。该材料操作简便，价格低廉，凝固后具有弹性且柔软，被广泛应用于临床中全口初印模的制取、诊断模型的制取等。

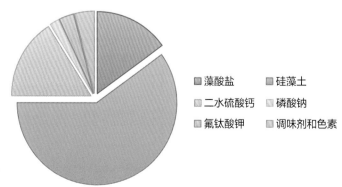

图 2-1-11　藻酸盐成分图

■ 藻酸盐　　■ 硅藻土
■ 二水硫酸钙　■ 磷酸钠
■ 氟钛酸钾　　■ 调味剂和色素

（二）性能

1. 有适当的工作时间和凝固时间 藻酸盐印模材料的调和时间为 30 秒、总工作时间是 1 分 30 秒、固化时间为 3 分钟。凝固时间受温度、混合比例、缓凝剂添加量的多少等因素影响（图 2-1-12）。因此，我们在进行藻酸盐印模制取时，应该严格按照操作要求进行调拌：藻酸盐印模材料应当储存在室温为 25℃、阴凉、干燥处，在使用前晃动盛装藻酸盐印模材料的容器，按照厂家建议的粉液比例进行调拌。

2. 藻酸盐印模材料凝固前后性能 藻酸盐印模材料凝固前，具有良好的亲水性和流动性，对口腔内的软、硬组织具有良好的细节复制再现性；凝固后，具有弹性且柔软，但尺寸稳定性欠佳，需要在 15 分钟内完成模型灌注。

（三）操作技术

实习护士 A2 在调拌藻酸盐印模材料时，材料始终会有明显颗粒和气泡（图 2-1-13）。而护士老师调拌的藻酸盐印模材料，则是均匀细腻且无明显气泡（图 2-1-14）。

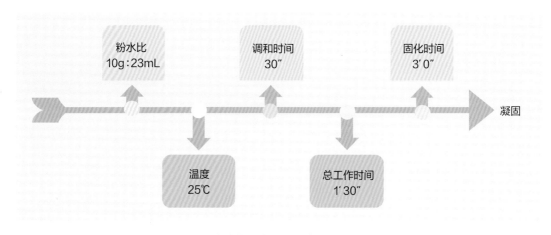

图 2-1-12　藻酸盐工作时间一览图

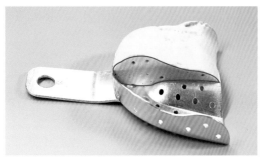

图 2-1-13　实习护士 A2 调拌材料：有明显颗粒和气泡（红圈示）

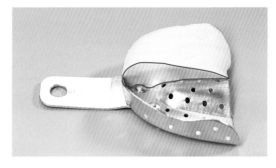

图 2-1-14　护士老师调拌材料：均匀细腻且无明显气泡（红圈示）

那么，为什么实习护士 A2 和护士老师调拌材料的区别这么大呢？调拌好的印模材料为什么会有颗粒和气泡呢？这主要是因为实习护士对藻酸盐材料性能不了解、调拌手法不规范，有可能造成制取的藻酸盐印模有颗粒或气泡，影响医生的操作，造成藻酸盐印模制取失败，给患者留下不好的取模体验，降低患者就诊的满意度。**那么，我们应该怎样避免材料出现颗粒和气泡，以达到最终的质量要求呢？** 第一，我们应该严格按照厂家建议的粉液比例进行调拌。第二，按照标准的藻酸盐印模材料调拌技术进行调拌：由慢到快，以 200rpm 的转速进行调拌。材料调拌均匀后，用调拌刀在橡皮碗内反复对材料进行挤压和排气，在操作时间内使材料达到质量要求。那么，**标准的藻酸盐印模材料制取技术是什么样的呢？**

【护理准备】

1. 环境准备　环境宽敞、明亮、安全，室内温度在 18~20℃，湿度保持在 50%~60%；做好诊疗室空气消毒、物表消毒和诊间消毒；检查牙椅、灯光、仪器设备等运行是否正常，调整牙椅以备接诊患者（图 2-1-15）；牙椅各部位贴避污膜后接诊患者（图 2-1-16~图 2-1-18）。

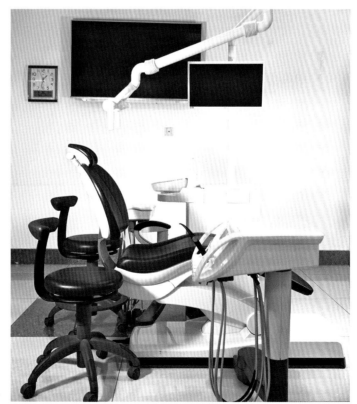

图 2-1-15　环境准备

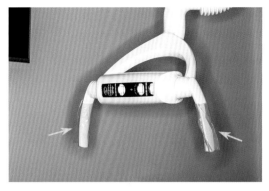

图 2-1-16　牙椅灯把手贴避污膜避污（箭头示）

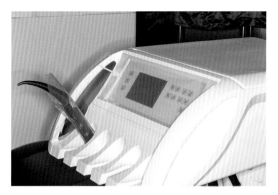

图 2-1-17　医生操作面板及三用枪把手贴避污膜避污（箭头示）

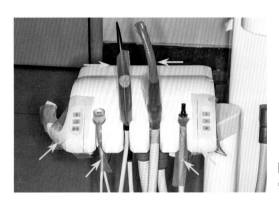

图 2-1-18　护士操作面板、三用枪把手和各连接管道贴避污膜避污（箭头示）

2. 护士准备　穿工作服，着装整洁；头发前不遮挡视线，后不过衣领，选择白色低跟、软底防滑、大小合适的护士鞋，不佩戴饰品或者过度装饰，佩戴胸牌；修剪指甲，做好操作前准备（图 2-1-19~图 2-1-21）。

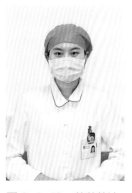

图 2-1-19　着装整洁，佩戴胸牌

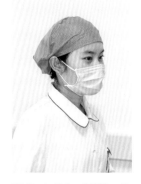

图 2-1-20　佩戴一次性帽子和口罩

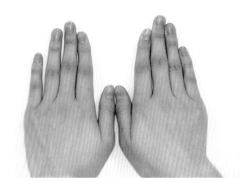

图 2-1-21　修剪指甲

3. 患者准备

（1）评估患者：有无饥饿感、睡眠状况、过敏史等；核对患者相关信息（姓名、年龄等），测量血压（必要时心电监护），患者全身状况（包括血糖、是否有感染性疾病等）和口腔局部黏膜情况；询问患者是否有咽炎并对患者进行咽反射测试，咽反射强烈的患者应对其指导训练。

（2）指导患者操作中的注意事项：禁止突然说话，如有不舒服，请举左手示意医生；目视前方，调整呼吸（鼻吸口呼），制取上颌印模时，因取模材料有一定的流动性，低头可防止材料流入咽喉部，降低不适感。

（3）口内消毒：指导患者使用 1% 聚维酮碘稀释液漱口 3 次，每次含漱 1 分钟。

（4）调节患者椅位：调节患者体位和头位，使患者制取印模时处在一种轻松、舒适的状态；制取上颌印模时，调整牙椅至患者为坐立位，使得患者张口时上颌牙弓平面与地面平行（图 2-1-22）。制取下颌印模时，患者张口时下颌牙弓平面与地面平行（图 2-1-23）。

（5）给予患者心理护理，在患者唇部涂润滑剂，嘱其放置好个人物品。

4. 用物准备
藻酸盐印模材料、量勺（2 个）、清水、纸巾、调拌碗、调拌刀（图 2-1-24）。

【操作方法】

1. 操作流程

（1）洗手：核对洗手液有效期，"七步洗手法"正确洗手（图 2-1-25~图 2-1-31），整个洗手时间不少于 40 秒，揉搓时间不少于 15 秒。

（2）检查用物：核对用物是否齐全，核对材料的名称和有效期。橡皮碗和调拌刀要保持清洁、干燥，避免橡皮碗碗壁和/或调拌刀刀面出现陈旧印模材料，才不会影响本次调拌材料的质量（图 2-1-32）。

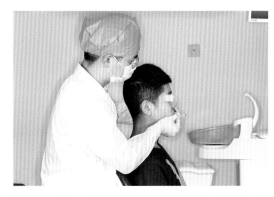

图 2-1-22　上颌取模时患者的体位：患者上颌牙弓平面与地面平行，头略微往前倾

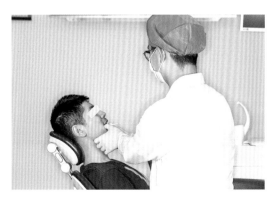

图 2-1-23　下颌取模时患者的体位：患者下颌牙弓平面与地面平行

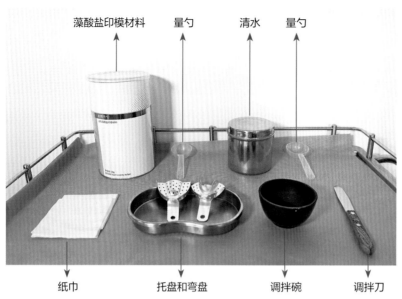

藻酸盐印模材料　量勺　清水　量勺

纸巾　托盘和弯盘　调拌碗　调拌刀

图 2-1-24　藻酸盐调拌用物准备

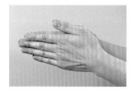

图 2-1-25　掌心相对，手指并拢相互揉搓

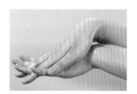

图 2-1-26　手心对手背，沿指缝相互揉搓

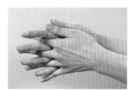

图 2-1-27　掌心相对，双手交叉沿指缝相互揉搓

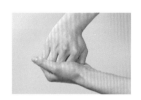

图 2-1-28　双手指交锁，指背在对侧掌心相互揉搓

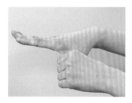

图 2-1-29　一手握另一手大拇指旋转揉搓，交换进行

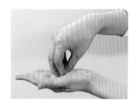

图 2-1-30　指尖在对侧掌心前后揉搓

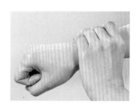

图 2-1-31　清洗手腕

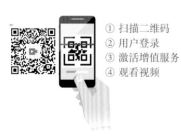

① 扫描二维码
② 用户登录
③ 激活增值服务
④ 观看视频

视频 1　七步洗手法

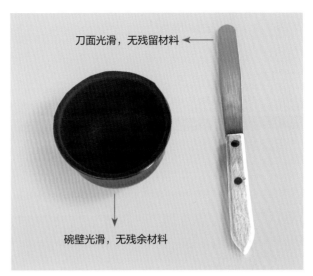

刀面光滑，无残留材料 ←

碗壁光滑，无残余材料

图 2-1-32　调拌刀和调拌碗清洁、干燥

（3）松解藻酸盐粉剂：晃动盛装藻酸盐印模材料的容器，松解藻酸盐粉质。由于藻酸盐粉剂印模材料的各化学成分不同，需要在使用前将材料振匀，避免分子量重的成分下沉，影响调拌藻酸盐粉剂印模材料时的凝固时间。

（4）评估材料用量：根据患者牙列的大小及修复方式，确定材料的用量。

（5）取用藻酸盐粉剂和清水：按照厂家提供的计量容器和材料配比，在橡皮碗内分别加入粉剂和清水，使用后的藻酸盐粉剂印模材料，应当及时加盖密封保存，以免造成藻酸盐粉剂印模材料的潮解，影响使用性能。藻酸盐粉剂印模材料的储存环境应该是阴凉、干燥的，避免因为储存不当，造成藻酸盐粉剂印模材料的失效。室温温度过高或过低，对材料的储存和对患者的舒适度都会造成影响；调和水的温度过高或过低，均会造成调拌后的藻酸盐粉剂印模材料凝固时间和性能发生改变，因此调拌藻酸盐粉剂印模材料时，调和水应使用 4~10℃的清水。

（6）调拌材料：由慢到快，以平均 200r/min 的速度调拌。调拌时，调拌刀面紧贴碗壁。材料调拌均匀后，用调拌刀刃沿着碗壁，将材料收拢。用调拌刀头将碗底的材料刮取至碗前端。用调拌刀面反复将调拌均匀的材料在碗内折叠，并挤压排气，尽量避免气泡的产生。

（7）印模材料放置于上颌托盘：将橡皮碗内材料收拢成团状，放置在上颌托盘腭顶最高处后，左右各刮取一刀并推压盛入，应避免气泡的产生（图 2-1-33~图 2-1-35）。

（8）印模材料放置于下颌托盘：将橡皮碗内材料收拢成条状，调拌刀将其由托盘舌侧部位从远中端向近中端盛入。当材料没有完全充满托盘时，可再取条状材料，压着之前盛入的材料过渡，直至充满整个托盘（图 2-1-36~图 2-1-38）。

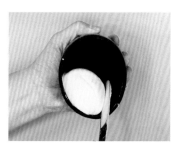
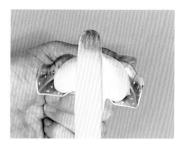
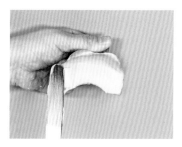

图 2-1-33　将橡皮碗内材料收拢成团状　　图 2-1-34　将材料放置于上颌托盘腭顶　　图 2-1-35　左右各刮取一刀并推压盛入托盘

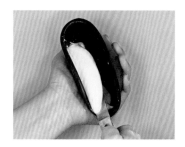
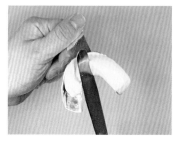
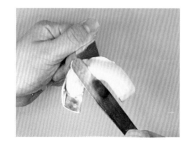

图 2-1-36　将橡皮碗内材料收拢成条状　　图 2-1-37　将材料由舌侧远中端盛入　　图 2-1-38　当材料没有完全充满托盘时，再取条状材料，压着之前盛入材料过渡

（9）冲洗印模表面唾液或血液：印模制取后应及时用水冲洗以便去除印模表面的血液和唾液，并及时用三用枪头吹干多余水分（图 2-1-39）。这是因为如果印模表面有血液和唾液，会影响凝固后的藻酸盐印模材料与石膏模型材料的相容性，从而进一步影响石膏的凝固。

（10）消毒藻酸盐印模：可以在印模表面进行喷洒消毒，或在印模调和水内加入消毒剂进行消毒，此操作不会对印模表面造成影响，从而确保模型的精度（图 2-1-40）。

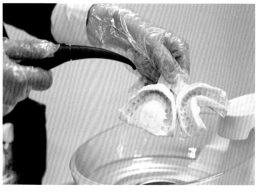
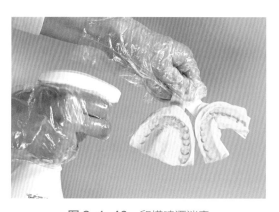

图 2-1-39　印模初处理：冲洗印模表面唾液和血液，并吹去多余水分　　图 2-1-40　印模喷洒消毒

（11）填写制作单，印模送灌注：为了保证印模的精准度，制取好的藻酸盐印模应尽快进行石膏模型的灌注。由于印模表面会有患者的唾液和血液，为了避免交叉感染，常规将印模放置在密闭加盖的转运盒内进行转运（图2-1-41）。由于藻酸盐印模材料需要同水调和，凝固后的藻酸盐印模含有大量的水分，随着水分减少出现印模体积收缩或干裂，这种现象称为凝溢。或者，藻酸盐印模材料过多吸收水分，造成体积膨胀，这种现象称为渗润。凝溢和渗润都会造成印模体积的改变，从而影响印模的精准度。

一般来说，藻酸盐印模制备操作技术的基本流程可以归纳为以下10个步骤，这里我们用一张流程图来详细解释（图2-1-42）。

2. 用物处置　根据医疗垃圾分类及其处置原则，进行相应的用物处理（图2-1-43）。橡皮碗和调拌刀等的外包装应放置于生活垃圾桶内；接触过患者体液、血液的一次性物品，属于感染性废物，应放置于医疗垃圾桶内；橡皮碗、调拌刀等可消毒物品，使用后应清洁干净，及时进行消毒处理，干燥备用。

【质量要求】

1. 材料要求　均匀、细腻，无颗粒、无明显气泡，有一定流动性。

2. 时间要求　操作时，应该严格按照厂家建议的操作要求进行调拌，包括调拌藻酸盐印模材料的粉液比例、调和时间、总工作时间、固化时间和温度要求。

3. 转速要求　转速由慢到快，直至转速达到平均200rpm，同时旋转橡皮碗。在调拌过程中，避免动作幅度过大将印模材料溢出橡皮碗。同时，也应避免由于没有完全掌握手腕发力，达不到平均200rpm而影响最终印模材料的质量。

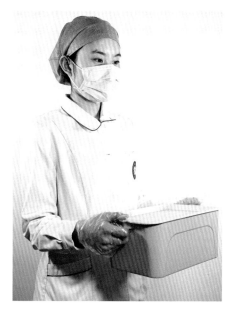

图2-1-41　印模放入转运盒进行模型灌注

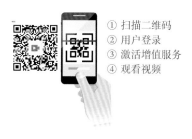

① 扫描二维码
② 用户登录
③ 激活增值服务
④ 观看视频

视频2　藻酸盐印模材料制取技术

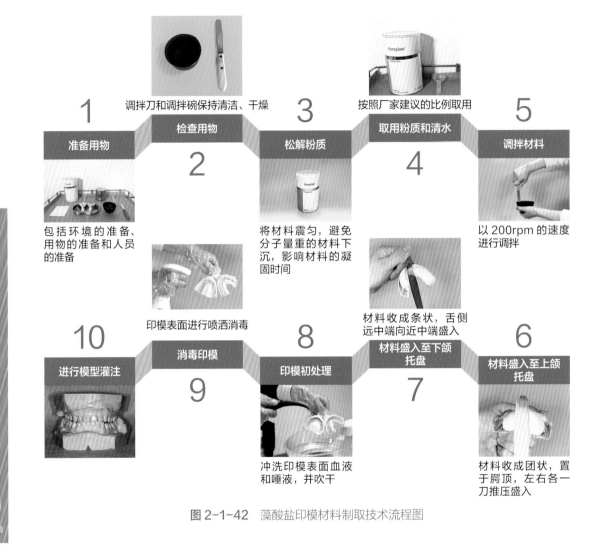

1 准备用物
包括环境的准备、用物的准备和人员的准备

调拌刀和调拌碗保持清洁、干燥
2 检查用物

3 松解粉质
将材料震匀，避免分子量重的材料下沉，影响材料的凝固时间

按照厂家建议的比例取用
4 取用粉质和清水

5 调拌材料
以200rpm的速度进行调拌

材料收成条状，舌侧远中端向近中端盛入
6 材料盛入至上颌托盘
材料收成团状，置于腭顶，左右各一刀推压盛入

7 材料盛入至下颌托盘

8 印模初处理
冲洗印模表面血液和唾液，并吹干

印模表面进行喷洒消毒
9 消毒印模

10 进行模型灌注

图 2-1-42 藻酸盐印模材料制取技术流程图

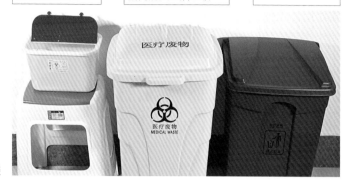

损伤性废物	感染性废物	生活垃圾
医用针头、缝合针、手术刀 牙科探针、镊子、备皮刀 玻璃安瓿、载玻片等玻璃制品	被唾液、血液、排泄物污染的物品 使用后一次性医疗用品（口罩、帽子等） 废弃标本、培养基等 隔离病人生活垃圾	外包装 擦手纸 废纸等

图 2-1-43　垃圾分类

4. 操作要求

（1）调拌材料时，需注意对材料进行收刮、排气、塑形的操作手法，上颌材料最后将材料形成团状；下颌材料最后将材料形成条状。

（2）注意材料盛入托盘的正确手法：材料调拌完毕后，将团状材料盛入上颌托盘时，由腭顶中心盛入，左右各刮取一刀并推压盛入；将条状材料盛入下颌托盘时，由托盘舌侧远中端向近中端盛入。

一般来说，藻酸盐印模制取技术的流程，会从以下 4 个方面进行，下面我们通过一张护理清单来介绍藻酸盐印模材料制取技术的操作检查要求及落实标准。

清单：藻酸盐印模材料制取技术护理清单

医疗机构名称：_____

检查人员：_____ 检查日期：_____

检查要求	落实标准	检查结果 （完成请在"□"打√）
护理评估	1. 患者期望值及心理状况	□是　□否
	2. 告知患者潜在风险	□是　□否
	3. 告知患者术前相关注意事项	□是　□否
	4. 口腔卫生指导,告知患者术前需视口腔卫生情况进行全口 洁治	□是　□否
护理准备	1. 环境准备　诊室环境安全、整洁有序,操作台面干净整洁	□是　□否
	2. 护士准备　着装整齐、整洁,核对洗手液有效期,七步洗手 法洗手,戴口罩	□是　□否
	3. 患者准备　调整椅位,向患者解释操作目的及注意事项	□是　□否
	4. 用物准备　藻酸盐印模材料、量勺(2 个)、清水、纸巾、调 拌碗、调拌刀	□是　□否
操作方法	1. 协助医生试戴托盘	□是　□否
	2. 检查及核对材料　核对材料名称及是否在有效期内	□是　□否
	3. 松解粉质	□是　□否
	4. 按照厂家建议的比例取用粉质和清水	□是　□否
	5. 以 200rpm 的转速调拌材料	□是　□否
	6. 调拌手法　上颌收成团状,置于腭顶,左右各一刀推压盛 入;下颌收成条状,由舌侧远中端向近中端盛入	□是　□否
	7. 冲洗印模表面	□是　□否
	8. 消毒印模	□是　□否
	9. 灌注模型	□是　□否
用物处置	根据医疗垃圾分类及其处置原则,进行相应的用物处置	□是　□否

2

第二章

牙种植护理常用操作技术

三、聚醚印模材料制取技术

在上面的内容中，我们简单介绍了藻酸盐印模材料制取技术的基本流程以及技术要点。由于藻酸盐材料弹性回复率及尺寸稳定性相对欠佳，抗压缩和抗撕裂能力也相对较弱，所以一般用于种植初印模和诊断模型的制取。那么，针对种植印模制取的基本流程，大家是否也同样感兴趣呢？藻酸盐印模制取和种植印模制取的护理操作流程又有什么不同呢？希望大家在这里能够找到答案。

"老师，这个机器是干什么的？里面装的材料又是做什么的呢？"这是实习护士 B2 发出的疑问（图 2-1-44）。

原来，这是一台聚醚材料专用印模混合机，里面装载的材料是印模混合机配套使用的聚醚材料。

"这个聚醚材料是机器调拌的吗？颜色和藻酸盐印模材料不一样，那么其他性能方面是不是也不一样呢？"相信这个不仅仅是实习护士 B2 心中的疑问，同时也是大多数初学者接触聚醚材料及其专用印模混合机的疑问。那么，我们先来了解聚醚材料的组成和性能。

（一）组成

聚醚材料是一种临床上应用较广泛的弹性体印模材料。弹性体印模材料根据调和后的黏稠度分为四种类型：0 型（极稠）、1 型（高稠）、2 型（中等稠度）和 3 型（低稠度）。聚醚材料属于 2 型，又称为普通型，具有中等强度。以 3M ESFE 生产的聚醚材料为例，聚醚材料由基质糊剂（又称为本剂）和催化糊剂（又称为催化剂）组成（图 2-1-45），一般与聚醚材料专用印模混合机配套使用，它是一种双管自动搅拌型设备。聚醚材料的混合体积比是 5 份本剂：1 份催化剂，主要成分为：共聚物、酸甘油酯、硅藻土、单体、填料、色素和香料（图 2-1-46）。适用于种植体工作印模及对颌印模的制取。

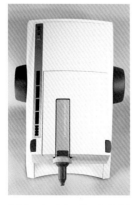

图 2-1-44 聚醚材料专用印模混合机

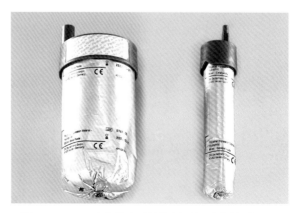

图 2-1-45 左侧为聚醚材料本剂，右侧为催化剂

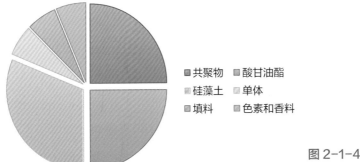

图 2-1-46 聚醚材料成分图

共聚物　酸甘油酯
硅藻土　单体
填料　色素和香料

（二）性能

1. 有适当的工作时间和凝固时间　室温下工作时间为 2 分 45 秒，口内固化时间为 3 分 15 秒。从机混材料开始，到搅拌，再到完全凝固，时间为 6 分钟（**图 2-1-47**）。

2. 尺寸稳定性好，体积变化小　可以取模 24 小时后进行石膏模型的灌注，如果保存于干燥的环境下可以 2 周后再进行石膏模型的灌注。由于聚醚材料具有良好的亲水性，印模表面细节再现性好，所以制取印模的精确度高。但是聚醚材料不能长期放置在潮湿的环境下，以免造成聚醚材料吸水后体积过度膨胀。

3. 不与模型材料发生化学反应　聚醚材料在进行模型灌注时，不与模型材料发生化学反应，使得模型灌注顺利。

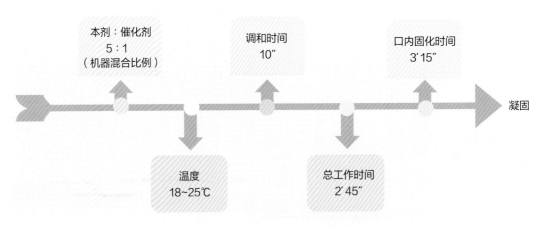

本剂：催化剂
5:1
（机器混合比例）

调和时间
10″

口内固化时间
3′15″

凝固

温度
18~25℃

总工作时间
2′45″

图 2-1-47　聚醚材料工作时间一览表

（三）操作技术

"机器调拌材料，一键按钮，简直就是傻瓜式操作，很简单的嘛！"实习护士 B2 在这样的心态下，进行了聚醚材料专用印模混合机的使用。**结果怎么样呢？**手忙脚乱，因为没有掌握标准的聚醚印模材料制取技术，导致托盘上的材料不成形，托盘唇侧部位材料欠缺（图 2-1-48）。

那么，标准的聚醚印模材料制取技术是怎么样的呢？

【护理准备】

1. 环境准备　参照第二章第一节中"藻酸盐印模材料制取技术"之"环境准备"内容（图 2-1-15~图 2-1-18）。

2. 护士准备　参照第二章第一节中"藻酸盐印模材料制取技术"之"护士准备"内容（图 2-1-19~图 2-1-21）。

3. 患者准备　参照第二章第一节中"藻酸盐印模材料制取技术"之"患者准备"内容。

4. 用物准备　聚醚材料专用印模混合机、聚醚本剂、聚醚催化剂、聚醚材料专用印模混合机混合头（图 2-1-49，图 2-1-50）。

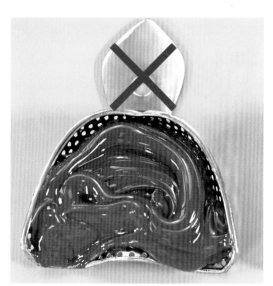

图 2-1-48　实习护士 B2 机混材料：材料不成形，托盘唇侧部位材料欠缺

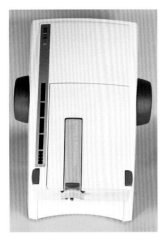

图 2-1-49 聚醚材料专用印模混合机

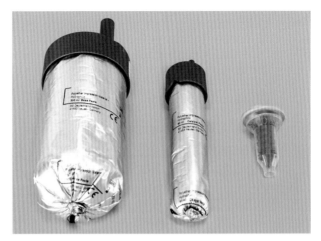

图 2-1-50 从左至右依次为：聚醚本剂、聚醚催化剂、聚醚材料专用印模混合机混合头

【操作方法】

1. 操作流程

（1）洗手：参照第二章第一节"藻酸盐印模材料制取技术"之"操作流程洗手"内容（图 2-1-25~图 2-1-31 及视频 1）。

（2）检查聚醚材料印模混合机，是否正确连接电源并开机（图 2-1-51）。

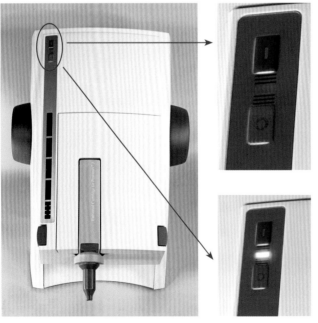

连接错误，显示灯未亮

连接正确，显示灯亮

图 2-1-51 正确连接聚醚材料印模混合机电源，开机后显示灯亮

第二章 牙种植护理常用操作技术

（3）查看聚醚材料印模混合机使用进度指示线，是否在安全进度内（图2-1-52，图2-1-53）。如果在警示进度内，根据具体的聚醚材料印模混合机内材料余量，准备新的聚醚材料备用或立即更换聚醚材料专用印模混合机内材料。

（4）打开聚醚材料印模混合机混合头卡扣，更换专用的印模混合机混合头后，再次扣紧机器混合头卡扣，下压灰色盖终端，听到"咔嚓"声即表示此时已锁紧（图2-1-54~图2-1-56）。

（5）检查聚醚材料专用印模混合机驱动杆是否上紧（图2-1-57）。

（6）一手持托盘，上接聚醚材料专用印模混合机混合头，另一手长按聚醚材料专用印模混合机工作键，使混合后的聚醚材料置于托盘中（图2-1-58）。材料充满托盘牙列部位后，松开按键。

"老师，**如果聚醚材料印模混合机里面的材料用完了，怎么更换呢？**"这是实习护士B2提出的问题，下面让我们来看一下解决方法吧。

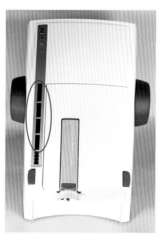 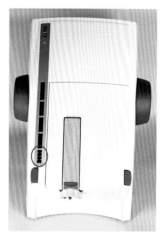

图2-1-52　聚醚材料印模混合机安全进度（红圈示）　　图2-1-53　聚醚材料印模混合机警示进度（红圈示）

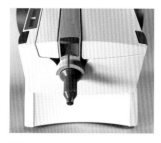 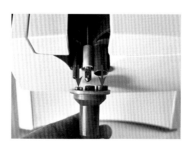 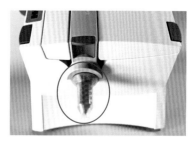

图2-1-54　卡扣打开方向（箭头示）　　图2-1-55　机混头卸下方向（箭头示）　　图2-1-56　安装新的机混头（红圈示）

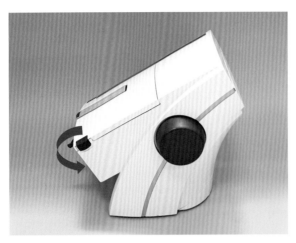

图 2-1-57 检查驱动杆，逆时针转动驱动杆旋钮（红色箭头示）

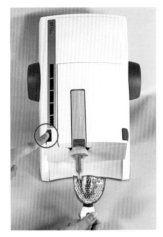

图 2-1-58 长按工作键，开始工作，松开即停止（红圈示）

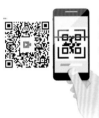

① 扫描二维码
② 用户登录
③ 激活增值服务
④ 观看视频

视频 3 聚醚印模材料制取技术

（7）更换新装载的聚醚材料专用印模混合机材料。

1）关闭电源，将双侧旋钮旋至底，手持灰色盖垂直取出套筒（勿触碰工作按钮）（图 2-1-59）。

2）卸下套筒内用尽的聚醚材料（**图 2-1-60~图 2-1-62**）。

3）按照套筒大小分别放入对应的本剂和催化剂，盖子边缘处三角形凸起与套筒边缘三角凹槽对齐即可（**图 2-1-63，图 2-1-64**）。

4）双侧旋转旋钮至底，手持灰色盖垂直放入套筒（**图 2-1-65**）。

5）旋转双侧旋钮至锁紧（旋至底即可），参考**图 2-1-57**。

6）正确连接电源，第一次取模时，弃掉最初挤出的至少 3mm 材料（**图 2-1-66**），使得本剂和催化剂出管速度和颜色均匀一致，完成操作后，一般情况下不要更换聚醚材料专用印模混合机混合头，因为聚醚材料专用印模混合机内的材料在保存时，应一直与聚醚材料专用印模混合机混合头相连，以此封闭包装直至下次使用，防止材料污染。

7）安装机混头：方法同前，参考**图 2-1-55，图 2-1-56**。

8）长按开始键即可输送聚醚材料。

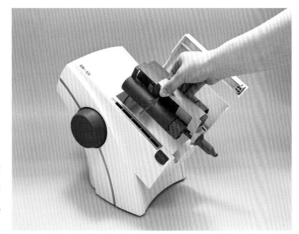

图 2-1-59 卸下套筒：旋转旋钮至底，垂直向上提起套筒（红色箭头示）

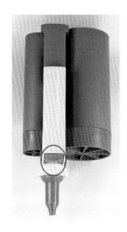

图 2-1-60 套筒垂直面展示：打开卡扣开关（红圈示）

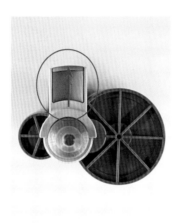

图 2-1-61 套筒水平面展示：卡扣打开方向（红圈内箭头示）

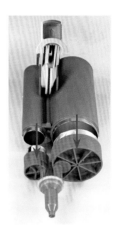

图 2-1-62 套筒垂直面展示：材料卸下方向（箭头示）

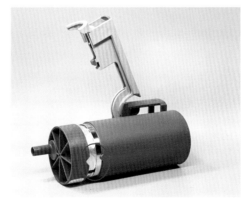

图 2-1-63 正确放置材料于套筒内，凸点对准凹点（红圈示）

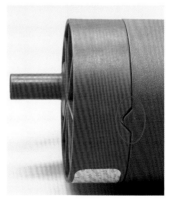

图 2-1-64 正确放置材料于套筒内，凸点对准凹点（红圈示）

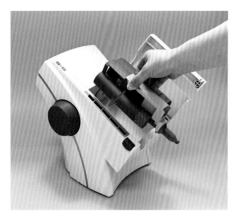

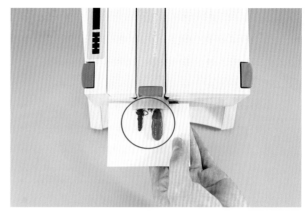

图 2-1-65　旋转旋钮至底后，垂直向下放入套筒（红色箭头示）

图 2-1-66　第一次使用时，弃掉最初挤出的至少 3mm 材料（红圈示）

① 扫描二维码
② 用户登录
③ 激活增值服务
④ 观看视频

视频 4　更换聚醚印模材料

　　一般来说，聚醚印模材料制取技术的基本流程，可以归纳为 6 个步骤，这里我们用一张流程图来详细解释（图 2-1-67）。更换新装载的聚醚材料专用印模混合机材料时的基本流程，也用一张流程图来详细介绍（图 2-1-68）。

　　2. 用物处置　根据医疗垃圾分类及其处置原则，进行相应的用物处理。具体处置请参照第二章第一节中"藻酸盐印模调拌技术"之"用物处置"内容。

【质量要求】

　　1. 材料要求　调拌完成后的聚醚材料置于托盘中，应当均匀、细腻、顺滑，无明显气泡、无明显断层，且充满整个牙列（图 2-1-69）。

　　2. 时间要求　操作时，应该严格按照厂家建议的操作要求进行调拌。操作时间为 2 分 45 秒，口内固化时间为 3 分 15 秒，温度为 23℃。温度升高，时间缩短；温度降低，时间延长。

　　一般来说，聚醚印模材料制取技术的流程，会从以下 4 个方面进行，下面我们通过一张护理清单来介绍聚醚印模材料制取技术的操作检查要求及落实标准。

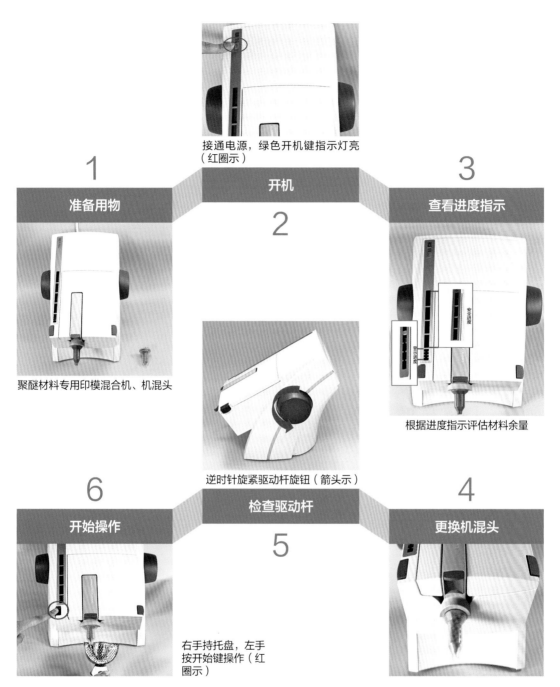

接通电源，绿色开机键指示灯亮
（红圈示）

开机

1

准备用物

2

聚醚材料专用印模混合机、机混头

逆时针旋紧驱动杆旋钮（箭头示）

3

查看进度指示

根据进度指示评估材料余量

4

更换机混头

检查驱动杆

5

6

开始操作

右手持托盘，左手
按开始键操作（红
圈示）

图 2-1-67　聚醚印模材料制取技术流程图

51

1 准备用物

聚醚材料专用印模混合机、聚醚本剂、聚醚催化剂、机混头

2 关机

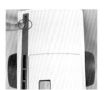

红色关机键，指示灯灭（红圈示）

3 更换套筒内材料

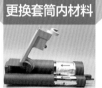

将聚醚新材料放入套筒内，放入方向（箭头示）

4 查看进度指示

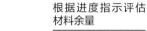

根据进度指示评估材料余量

5 检查驱动杆

逆时针旋紧驱动杆旋钮（箭头示）

6 初次用排材料

放弃最初至少3mm材料，使本剂和催化剂出管速度保持一致

7 安装机混头

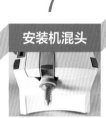

8 开始操作

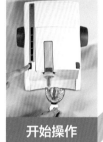

图 2-1-68　更换聚醚印模材料制取技术流程图

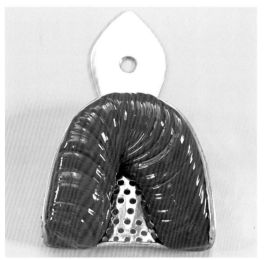

图 2-1-69　质量要求：均匀、细腻、顺滑，无明显气泡、无明显断层，充满整个牙列

医疗机构名称:_____

检查人员:_____　　检查日期:_____

检查要求	落实标准	检查结果 （完成请在"□"打✓）
护理评估	1. 患者期望值及心理状况	□是　□否
	2. 告知患者潜在风险	□是　□否
	3. 告知患者术前相关注意事项	□是　□否
	4. 口腔卫生指导,告知患者术前需视口腔卫生情况进行全口洁治	□是　□否
护理准备	1. 环境准备:诊室环境安全、整洁有序,操作台面干净整洁	□是　□否
	2. 护士准备:着装整齐、整洁,核对洗手液有效期,七步洗手法洗手,戴口罩	□是　□否
	3. 患者准备:调整椅位,向患者解释操作目的及注意事项	□是　□否
	4. 用物准备:聚醚材料专用印模混合机、聚醚本剂、聚醚催化剂、聚醚材料专用印模混合机混合头	□是　□否
操作方法	1. 协助医生试戴托盘	□是　□否
	2. 打开电源	□是　□否
	3. 查看进度指示评估材料总量	□是　□否
	4. 更换机混头	□是　□否
	5. 检查驱动杆:逆时针旋转驱动杆旋钮	□是　□否
	6. 开始操作	□是　□否
用物处置	根据医疗垃圾分类及其处置原则,进行相应的用物处置	□是　□否

四、机用硅橡胶印模材料制取技术

"老师，我知道了聚醚材料专用印模混合机的使用，这台机器也是印模混合机吗？怎么使用呢？"实习护士 C2 仔细观察着硅橡胶材料专用印模混合机（图2-1-70）。

这是一台硅橡胶材料专用印模混合机，顾名思义，混合机里面装载的材料是机用硅橡胶材料。下面让我们来了解机用硅橡胶材料的组成和性能。

（一）组成

此类机用硅橡胶材料属于加成型硅橡胶，是临床上应用较广泛的弹性体印模材料。弹性体印模材料通常为双糊剂型材料，即基质糊剂（又称为本剂）和催化糊剂（又称为催化剂）。以 AFFINIS 硅橡胶基底印模材为例，它是由聚硅氧烷和聚乙烯基硅氧烷组成，在使用时需要与指定的材料混合机器配套使用，该混合机是一种双管自动搅拌型设备（图2-1-71）。

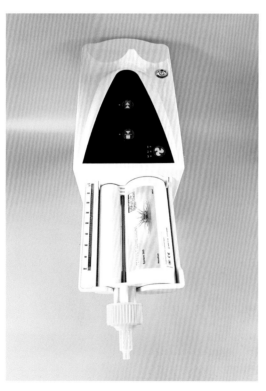

图2-1-70　硅橡胶材料专用印模混合机

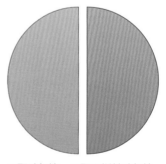

■聚硅氧烷　■聚乙烯基硅氧烷

图2-1-71　机用硅橡胶成分图

（二）性能

1. 工作时间和固化时间 以AFFINIS硅橡胶基底印模材为例，在温度为23℃、50%相对湿度的环境中测量所得：调和时间10秒，总工作时间90秒，口内固化时间150秒。硅橡胶基底印模材料的凝固时间受材料的黏稠度、温度和催化剂含量影响（图2-1-72）。

2. 质硬 有非常好的弹性，永久变形率非常低，印模不易变形。

3. 强度高 材料黏稠度越大，撕裂强度越高。

（三）操作技术

【护理准备】

1. 环境准备 参照第二章第一节中"藻酸盐印模材料制取技术"之"环境准备"内容（图2-1-15~图2-1-18）。

2. 护士准备 参照第二章第一节中"藻酸盐印模材料制取技术"之"护士准备"内容（图2-1-19~图2-1-21）。

3. 患者准备 参照第二章第一节中"藻酸盐印模材料制取技术"之"患者准备"内容。

4. 用物准备 硅橡胶材料专用印模混合机、硅橡胶材料专用印模混合机混合头锁扣、混合头和机用硅橡胶材料（图2-1-73，图2-1-74）。

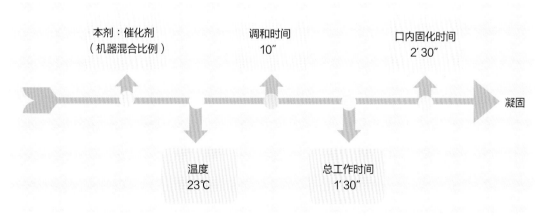

图2-1-72 机用硅橡胶基底印模材料工作时间一览表

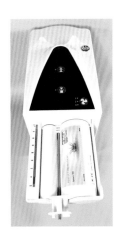

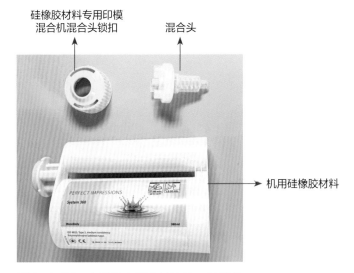

硅橡胶材料专用印模
混合机混合头锁扣　　混合头

机用硅橡胶材料

图 2-1-73 硅橡胶材料专用印模混合机

图 2-1-74 上排从左至右依次为：硅橡胶材料专用印模混合机混合头锁扣、混合头，下排为机用硅橡胶材料

【操作方法】

1. 操作流程

（1）洗手：参照第二章第一节中"藻酸盐印模材料制取技术"之"操作流程洗手"内容（图 2-1-25~图 2-1-31 及视频 1）。

（2）检查硅橡胶材料专用印模混合机，是否正确连接电源并开机（图 2-1-75）。

（3）查看硅橡胶材料专用印模混合机使用进度指示线，是否在安全进度内。如果在警示进度内，根据具体的硅橡胶材料专用印模混合机内硅橡胶余量，准备新的机用硅橡胶材料备用或立即更换硅橡胶材料专用印模混合机内的材料（图 2-1-76，图 2-1-77）。

（4）逆时针打开硅橡胶材料专用印模混合机混合头锁扣，更换硅橡胶材料专用印模混合机混合头后，再顺时针锁紧硅橡胶材料专用印模混合机混合头锁扣（图 2-1-78~图 2-1-80）。

（5）手持托盘，上接硅橡胶材料专用印模混合机混合头，按压硅橡胶材料专用印模混合机开始键/停止键，使混合后的硅橡胶材料置于托盘中，待托盘中的硅橡胶材料量合适后，手按硅橡胶材料专用印模混合机开始键/停止键（图 2-1-81），停止操作。

"老师，**机用硅橡胶印模材料的更换方法**和聚醚印模材料是一样的吧？"实习护士C2 提出问题的答案是什么呢？其实，机用硅橡胶印模材料的更换，和聚醚印模材料的更换是有细微不同的，让我们来看一下机用硅橡胶印模材料更换的具体方法吧。

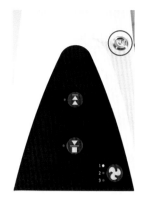

图 2-1-75 正确连接硅橡胶材料专用印模混合机电源，开机后显示灯亮（红圈示）

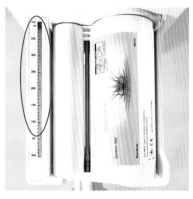

图 2-1-76 硅橡胶材料印模混合机安全进度（红圈示）

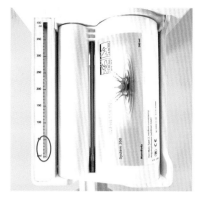

图 2-1-77 硅橡胶材料印模混合机警示进度（红圈示）

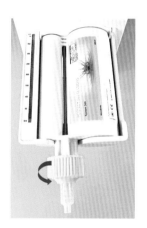

图 2-1-78 逆时针旋下混合头锁扣（箭头示）

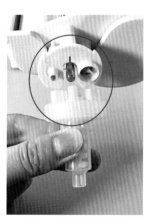

图 2-1-79 混合头对齐材料输送孔（红圈示）

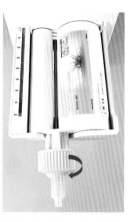

图 2-1-80 顺时针拧紧混合头锁扣（箭头示）

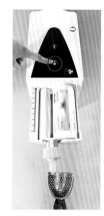

图 2-1-81 手持托盘进行机用硅橡胶印模材料的获取，注意开始/停止键（红圈示）

① 扫描二维码
② 用户登录
③ 激活增值服务
④ 观看视频

视频 5 机用硅橡胶印模材料制取技术

（6）更换新装载的机用硅橡胶印模材料。

1）按"复位键"，使得机用硅橡胶专用印模混合机驱动杆回缩，回到原始位置（图2-1-82）。

2）取出旧的机用硅橡胶印模材料套筒，更换新的机用硅橡胶印模材料套筒。按照套筒的大小方向放入对应的机用硅橡胶印模材料的印模混合机凹槽内（图2-1-83，图2-1-84）。

3）弃掉最初挤出的至少3mm材料，使得本剂和催化剂的出管速度、材料的颜色均匀一致（图2-1-85）。

4）安装机混头：方法同前，参考图2-1-79。

5）锁紧混合头锁扣：方法同前，参考图2-1-80。

操作后，一般情况下不要更换机用硅橡胶印模材料印模混合机混合头。机用硅橡胶印模材料在混合机内的材料保存时，应一直与机用硅橡胶材料印模混合机混合头相连，从而封闭包装直至下次使用前再更换机混头，以防止材料污染。

一般来说，机用硅橡胶印模材料制取技术的基本流程可以归纳为5个步骤，这里我们用一张流程图来详细解释（图2-1-86）。更换新装载的机用硅橡胶印模材料的基本流程，也用一张流程图来详细介绍（图2-1-87）。

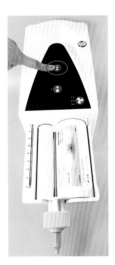

图2-1-82 按"复位键"后，机用硅橡胶专用印模混合机驱动杆回缩（红圈示）

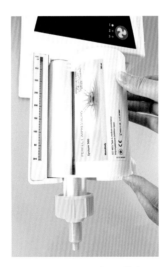

图2-1-83 取出旧的机用硅橡胶印模材料套筒

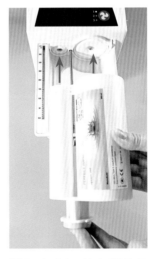

图2-1-84 放入新的机用硅橡胶印模材料套筒，注意套筒的大小方向，放入对应的凹槽内（箭头示）

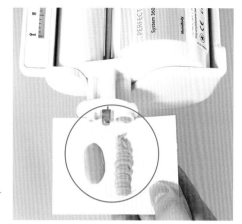

图 2-1-85 第一次使用时，弃掉最初挤出的至少 3mm 材料（红圈示）

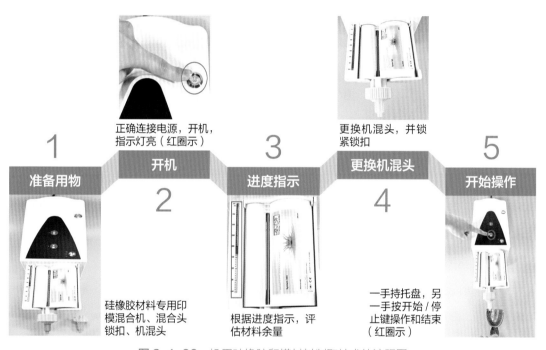

正确连接电源，开机，指示灯亮（红圈示）

更换机混头，并锁紧锁扣

1 准备用物

2
硅橡胶材料专用印模混合机、混合头锁扣、机混头

3 进度指示
根据进度指示，评估材料余量

4
一手持托盘，另一手按开始/停止键操作和结束（红圈示）

5 开始操作

图 2-1-86 机用硅橡胶印模材料制取技术的流程图

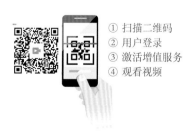

① 扫描二维码
② 用户登录
③ 激活增值服务
④ 观看视频

视频 6 更换机用硅橡胶印模材料

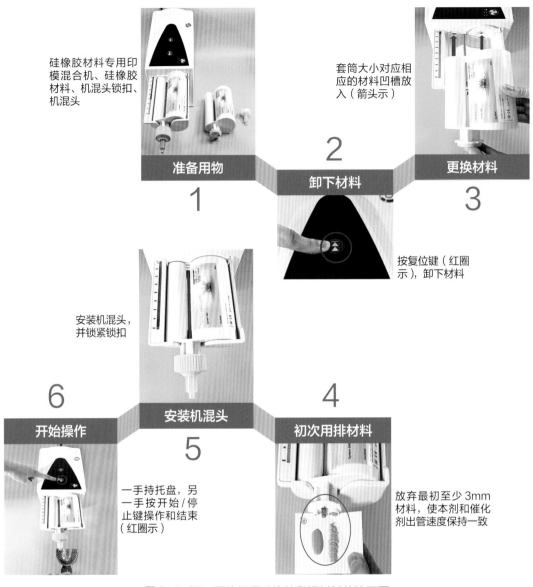

硅橡胶材料专用印模混合机、硅橡胶材料、机混头锁扣、机混头

套筒大小对应相应的材料凹槽放入（箭头示）

准备用物

1

2

卸下材料

更换材料

3

按复位键（红圈示），卸下材料

安装机混头，并锁紧锁扣

6

开始操作

安装机混头

初次用排材料

4

5

一手持托盘，另一手按开始/停止键操作和结束（红圈示）

放弃最初至少3mm材料，使本剂和催化剂出管速度保持一致

图2-1-87　更换机用硅橡胶印模材料的流程图

2. 用物处置　根据医疗垃圾分类及其处置原则，进行相应的用物处理。具体处置请参照第二章第一节中藻酸盐用物处置内容。

【质量要求】

1. 材料要求　调拌完成后的硅橡胶材料置于托盘中，材料应当均匀、细腻、顺滑、无明显气泡、无明显断层，且充满整个牙列（图2-1-88）。

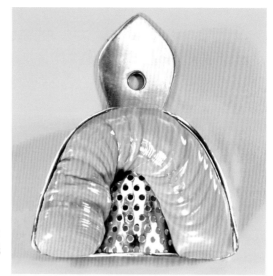

图 2-1-88 硅橡胶材料质量要求：均匀、细腻、顺滑，无明显气泡、无明显断层，充满整个牙列

2. 时间要求　操作时，应该严格按照厂家建议的操作要求进行调拌。操作时间为 90 秒，口内固化时间为 150 秒，温度为 23℃。温度升高，固化时间缩短；温度降低，固化时间延长。

一般来说，机用硅橡胶印模材料制取技术的流程会从以下 4 个方面进行，下面我们通过一张护理清单来介绍机用硅橡胶印模材料制取技术的操作检查要点及落实标准。

清单：机用硅橡胶印模材料制取技术护理清单

医疗机构名称：_____

检查人员：_____ 检查日期：_____

检查要求	落实标准	检查结果 （完成请在"□"打√）
护理评估	1. 患者期望值及心理状况	□是　□否
	2. 告知患者潜在风险	□是　□否
	3. 告知患者术前相关注意事项	□是　□否
	4. 口腔卫生指导,告知患者术前需视口腔卫生情况进行全口洁治	□是　□否
护理准备	1. 环境准备　诊室环境安全、整洁有序,操作台面干净整洁	□是　□否
	2. 护士准备　着装整齐、整洁,核对洗手液有效期,七步洗手法洗手,戴口罩	□是　□否
	3. 患者准备　调整椅位、向患者解释操作目的及注意事项	□是　□否
	4. 用物准备　硅橡胶材料专用印模混合机、硅橡胶材料专用印模混合机混合头锁扣、混合头和机用硅橡胶材料	□是　□否
操作方法	1. 协助医生试戴托盘	□是　□否
	2. 打开电源	□是　□否
	3. 查看进度指示评估材料总量	□是　□否
	4. 更换机混头	□是　□否
	5. 开始操作	□是　□否
用物处置	根据医疗垃圾分类及其处置原则,进行相应的用物处置	□是　□否

第二章　牙种植护理常用操作技术

五、手混硅橡胶印模材料制取技术

"老师，这个也是硅橡胶印模材料吗？怎么看起来和机用硅橡胶印模材料不一样呢？"实习护士 C2 仔细观察着手混硅橡胶印模材料组分（图 2-1-89）。

其实，以上介绍的两种材料都属于硅橡胶材料，一个是手混，一个是机用，使用方式不一样。那么，**其他方面比如组成、性能等会不会都差不多呢？** 带着这样的疑问，我们来了解手混硅橡胶印模材料的组成和性能。

（一）组成

手混硅橡胶材料，属于加成型硅橡胶，是临床上应用较广泛的弹性体印模材料。弹性体印模材料通常为双糊剂型材料，以 3M 硅橡胶印模材料（托盘型）为例，以下简称"手混硅橡胶"，是由石灰石、石英硅、乙烯基聚二甲基硅氧烷、矿物油和甲基氢液组成（图 2-1-90）。分为本剂和催化剂，需要配合使用专用取用勺，使用配比为 1 份本剂：1份催化剂。根据弹性体印模材料调和后的稠度类型分型，属于 1 型（高稠），称为重体，需要与轻体配套使用。轻体，属于 3 型（低稠），高流动性弹性体印模材料，可精确复制牙体表面细微结构。

（二）性能

1. 工作时间和固化时间　室温下工作时间为 1 分 30 秒，口内固化时间为 5 分钟（图 2-1-91）。线性尺寸变化小于 1.5，弹性回复率大于 96.5%。手混硅橡胶印模材料的凝固时间受材料的黏稠度、温度和催化剂含量的影响。**那么，我们可以戴手套进行操作吗？** 如果我们戴的是乳胶手套，是不能进行操作的。这是由于乳胶手套表面的硫化合物，可影响加成型硅橡胶印模材料的质量，造成材料凝固迟缓或不能凝固，所以建议洗手后直接操作或者戴聚乙烯手套操作，聚乙烯对此无影响。

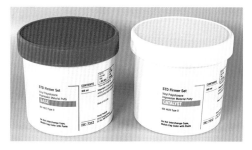

图 2-1-89　手混硅橡胶印模材料组分（左为本剂，右为催化剂）

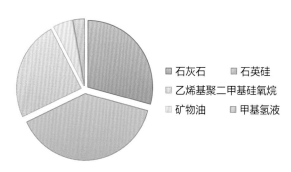

石灰石　　石英硅
乙烯基聚二甲基硅氧烷
矿物油　　甲基氢液

图 2-1-90　手混硅橡胶成分图

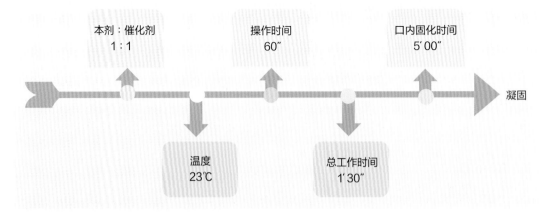

本剂：催化剂　　　　　　　　操作时间　　　　　　　口内固化时间
1：1　　　　　　　　　　　60"　　　　　　　　　5'00"

温度　　　　　　　　　　　总工作时间
23℃　　　　　　　　　　1'30"

凝固

图 2-1-91　手混硅橡胶工作时间一览表

2. 形变　手混硅橡胶有非常好的弹性，永久变形率低，印模不易变形。

3. 强度　材料黏稠度越大，撕裂强度越高。

（三）操作技术

【护理准备】

1. 环境准备　参照第二章第一节中"藻酸盐印模材料制取技术"之"环境准备"内容（图 2-1-15~图 2-1-18）。

2. 护士准备　参照第二章第一节中"藻酸盐印模材料制取技术"之"护士准备"内容（图 2-1-19~图 2-1-21）。

3. 患者准备　参照第二章第一节中"藻酸盐印模材料制取技术"之"患者准备"内容。

4. 用物准备　3M 手混硅橡胶本剂、3M 手混硅橡胶催化剂、轻体枪、取本剂勺、取催化剂勺、混合头、轻体（图 2-1-92）。

【操作方法】

1. 操作流程

（1）洗手：参照第二章第一节中"藻酸盐印模材料制取技术"之"操作流程"洗手内容（图 2-1-25~2-1-31 和视频 1）。

（2）检查 3M 手混硅橡胶本剂、3M 手混硅橡胶催化剂和配套使用轻体的有效期和可使用量。

（3）正确安装轻体于轻体注射枪（图 2-1-93~图 2-1-95）。

（4）正确连接轻体专用混合头后，备用（图 2-1-96，图 2-1-97），并将定时器设置为 3 分 30 秒。

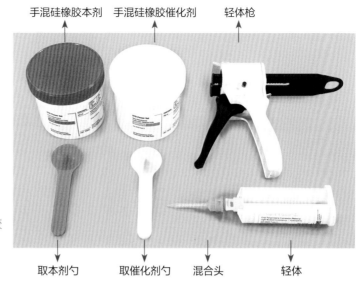

手混硅橡胶本剂　手混硅橡胶催化剂　轻体枪

图 2-1-92　手混硅橡胶
印模制取用物准备

取本剂勺　　　取催化剂勺　　混合头　　　轻体

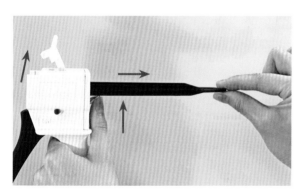

图 2-1-93　打开各卡扣开关（箭头示）

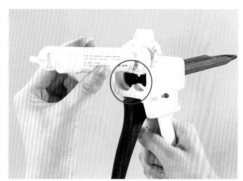

图 2-1-94　正确放入轻体，注意卡槽对齐
（红圈示）

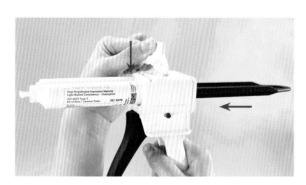

图 2-1-95　关闭各卡扣开关（箭头示）

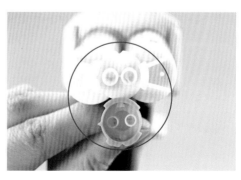

图 2-1-96　混合头卡孔与轻体卡孔对应连
接（红圈示）

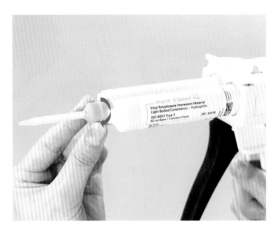

图 2-1-97　连接混合头后，顺时针旋紧混合头（箭头示）

（5）按照1份本剂：1份催化剂的比例，用配套取用勺取用材料（图 2-1-98，图 2-1-99）。

（6）将取用后的本剂和催化剂用手指指腹揉捏，均匀揉捏 30 秒，直至揉捏后的材料颜色均匀（图 2-1-100，图 2-1-101）。

（7）将材料放置于托盘：将材料揉捏塑形成条状后分别放入上颌托盘（图 2-1-102）和下颌托盘（图 2-1-103）。

（8）调拌完成好的材料放入托盘后，即刻用手指轻压出牙槽嵴的形状，将轻体推注于整个材料上，尤其在手指压出的牙槽嵴形状所对应的位置（图 2-1-104）。

（9）将盛好材料的托盘传递给医生后，开启定时器。

一般来说，手混硅橡胶印模材料制取技术的基本流程可以归纳为以下 7 个步骤，这里我们用一张流程图来详细解释（图 2-1-105）。

本剂　　　　　催化剂

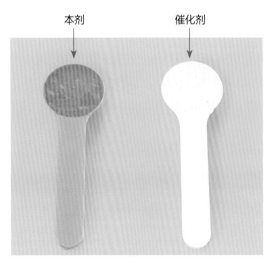

图 2-1-98　按照标准比例取用

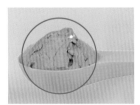

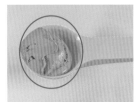

错误取用剂量（红圈示）

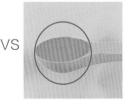

VS

正确取用剂量（红圈示）

图 2-1-99　取用剂量

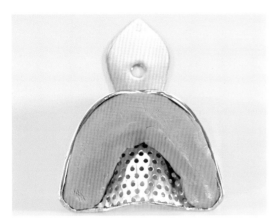

图 2-1-100　正确揉捏材料后，材料颜色均匀，质量细腻、顺滑、无明显气泡、无明显断层

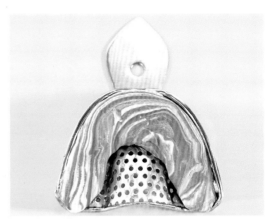

图 2-1-101　错误揉捏材料后，材料颜色杂乱，质量粗糙，有明显断层

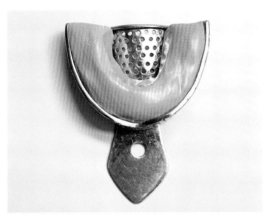

图 2-1-102　材料放置于上颌托盘

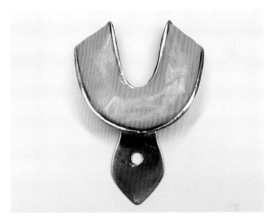

图 2-1-103　材料放置于下颌托盘

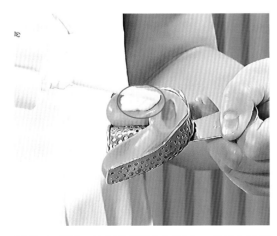

图 2-1-104　将轻体推注于材料上，尤其在手指压出的牙槽嵴形状所对应的位置（红圈示）

① 扫描二维码
② 用户登录
③ 激活增值服务
④ 观看视频

视频 7　手混硅橡胶印模材料制取技术

67

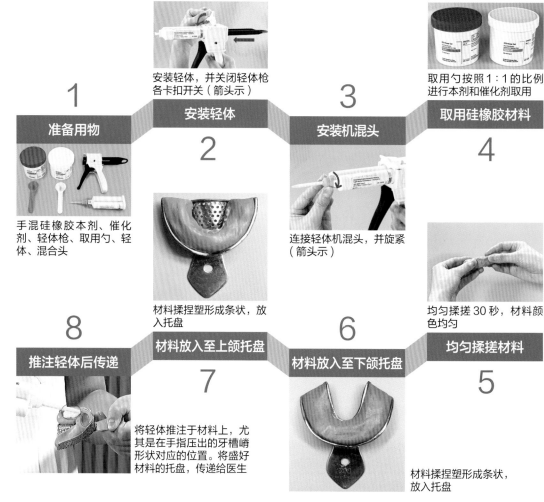

图 2-1-105　手混硅橡胶印模材料制取技术流程图

2. 用物处置　根据医疗垃圾分类及其处置原则，进行相应的用物处理。具体处置请参照第二章第一节中藻酸盐用物处置内容。

【 质量要求 】

1. 材料要求　调拌完成后的手混硅橡胶印模材料置于托盘内时，应当成型、饱满、均匀、细腻、顺滑，无明显气泡、无明显断层，充满整个牙列，参考图 2-1-102、图 2-1-103。

2. 时间要求　操作时，应该严格按照厂家建议的操作要求进行调拌。操作时间 60 秒，总工作时间 1 分 30 秒，口内固化时间 5 分钟，温度 23℃。

3. 调和要求　正确混合并调拌材料。

一般来说，手混硅橡胶印模材料制取技术的流程会从以下 4 个方面进行，下面我们通过一张护理清单来介绍手混硅橡胶印模材料制取技术的操作检查要求及落实标准。

清单：手混硅橡胶印模材料制取技术护理清单

医疗机构名称：_____

检查人员：_____ 检查日期：_____

检查要求	落实标准	检查结果 （完成请在"□"打✓）
护理评估	1. 患者期望值及心理状况	□是 □否
	2. 告知患者潜在风险	□是 □否
	3. 告知患者术前相关注意事项	□是 □否
	4. 口腔卫生指导,告知患者术前需视口腔卫生情况进行全口洁治	□是 □否
护理准备	1. 环境准备　诊室环境安全、整洁有序,操作台面干净整洁	□是 □否
	2. 护士准备　着装整齐、整洁,核对洗手液有效期,七步洗手法洗手,戴口罩	□是 □否
	3. 患者准备　调整椅位、向患者解释操作目的及注意事项	□是 □否
	4. 用物准备　3M手混硅橡胶本剂、3M手混硅橡胶催化剂、轻体枪、取本剂勺、取催化剂勺、混合头、轻体	□是 □否
操作方法	1. 协助医生试戴托盘	□是 □否
	2. 安装轻体及机混头	□是 □否
	3. 取用材料　用配套取用勺按照1份本剂：1份催化剂的比例进行取用	□是 □否
	4. 均匀揉搓材料,至颜色均匀	□是 □否
	5. 将材料揉捏塑形至条状放入托盘	□是 □否
	6. 将轻体推注于材料上,尤其是手指压出的牙槽嵴位置。将盛好材料的托盘,传递给医生	□是 □否
用物处置	根据医疗垃圾分类及其处置原则,进行相应的用物处置	□是 □否

从上述操作讲解中，我们了解了种植印模材料的具体分类、各自的特点和操作方法。它们在材料组成、工作时间以及特性等方面均各有不同，在这里我们总结如下（表2-1-1）：

表 2-1-1　常用种植印模材料的组成、工作时间、特性及适用范围对比

常用种植印模材料名称	组成	工作时间	特性	适用范围
藻酸盐材料	藻酸盐、硅藻土、二水硫酸钙、磷酸钠、氟钛酸钾、调味剂、色素	1. 调和时间:30 秒 2. 总工作时间:1 分 30 秒 3. 固化时间:3 分钟	1. 尺寸稳定性欠佳 2. 体积变化在 15 分钟内不大,超过 15 分钟后变化大 3. 具有良好的亲水性 4. 制取印模的精确度较高	种植初印模及诊断模型制取
聚醚材料	共聚物、酸甘油酯、硅藻土、色素、香料、填料、单体	1. 调和时间:10 秒 2. 总工作时间:2 分 45 秒 3. 口内固化时间:3 分 15 秒	1. 尺寸稳定性好 2. 体积变化小 3. 具有良好的亲水性 4. 制取印模的精确度高	种植工作印模及对颌印模制取
手混硅橡胶	石灰石、石英硅、乙烯基聚二甲基硅氧烷、矿物油、甲基氢液	1. 调和时间:60 秒 2. 总工作时间:1 分 30 秒 3. 口内固化时间:5 分钟	1. 尺寸稳定性好 2. 体积变化小 3. 具有良好的亲水性 4. 制取印模的精确度高	种植工作印模及对颌印模制取
机用硅橡胶	聚硅氧烷、聚乙烯基硅氧烷	1. 调和时间:10 秒 2. 总工作时间:1 分 30 秒 3. 口内固化时间:2 分 30 秒	1. 尺寸稳定性好 2. 体积变化小 3. 具有良好的亲水性 4. 制取印模的精确度高	种植工作印模及对颌印模制取

第二节
种植模型
灌注技术

前文已经详细介绍了关于种植印模制备的材料、操作方法、质量要求和用物处置等相关内容，那么在进行印模制备以后，**种植模型的标准灌注流程是什么样的呢？模型灌注操作过程中又有哪些要点需要格外注意呢？**本节就初学者可能会遇到的问题进行讨论，希望能为其临床操作提供参考。

"同学们，大家可以看一看，这个就是印模制备后所灌注的模型（图2-2-1）。"护士老师向实习护士们展示着灌注后的模型。"老师，那什么是'模型'呢？'模型材料'又有哪些可以选择呢？"相信这也是大多数初学者心中的疑问。

首先，"模型"是指在印模中灌注模型材料，模型材料完全凝固后脱出的阳模，是对被取模原物体的复制（图2-2-2~图2-2-4）。其次，"模型材料"是指制作口腔软、硬组织阳模或者修复体模型的材料，以石膏材料为主，石膏主要用于制作修复体的工作模型和研究模型。常用的石膏材料包括：普通石膏、普通人造石和超硬人造石（图2-2-5，图2-2-6）。一般来说，普通人造石和超硬人造石在外观上差别不大。

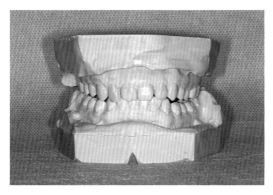

图2-2-1　模型展示

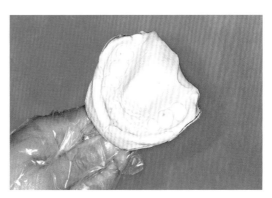

图2-2-2　印模

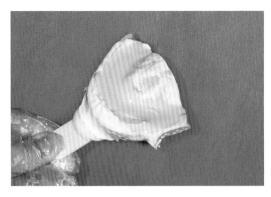

图 2-2-3 印模灌注

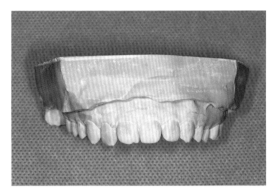

图 2-2-4 模型

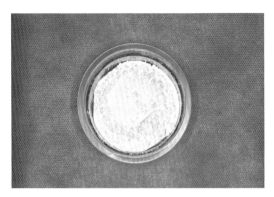

图 2-2-5 普通石膏

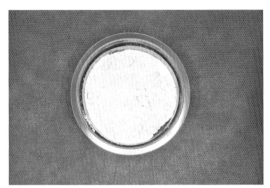

图 2-2-6 人造石

模型材料的质量直接决定修复体的质量，质量好的模型材料应具备以下性能：

1. 良好的流动性，使材料能够灌注到印模的每一个细微部分。

2. 能够清晰准确地复制出口腔组织的解剖形态。

3. 适当的工作时间和凝固时间。

4. 凝固后的模型体积变化小。

5. 模型材料与所有印模材料不发生化学反应和化学变化。

6. 抗压强度大，硬度高，耐磨性高。

那么，接下来让我们了解不同石膏材料的组成和性能。

（一）组成

1. 普通石膏　普通石膏分为生石膏和熟石膏两种，临床上常用的是熟石膏。熟石膏的主要成分是 β-半水硫酸钙，是由生石膏煅烧脱水而成。熟石膏外形不规则，调拌时需水量较多，易结块。

2. 普通人造石　主要成分是 α-半水硫酸钙，是由生石膏粉在密闭的环境和饱和蒸汽介质中加热脱水制成。外形规则，调拌时需水量较少，强度和硬度较高。

3. 超硬人造石 以精选的高密度生石膏为原料，将其溶解于氯化钙中高温、高压下脱水制成。外形规则，调拌时需水量少，强度和硬度较高。

（二）性能

1. 熟石膏 晶体颗粒小、多孔，需要大量的水湿润每个熟石膏颗粒，形成流动性较好的混合物，便于灌注模型。熟石膏的工作时间是 5~7 分钟，初凝时间（石膏已经凝固成半固体的状态）为 14 分钟，终凝时间（石膏模型能够从印模中完全脱出而不变性，但仍然没有达到完全凝固的状态）为 30~45 分钟。熟石膏价格低廉，主要用于对强度要求不高的全口义齿初印模。

2. 人造石 晶体颗粒大，结构致密，需水量较少，水粉比例的差异对材料的强度有明显影响。水粉比例过大，不仅会降低模型强度，还可能会引起石膏模型变形或形成气泡。普通人造石主要用于对强度和硬度有较高要求的工作模型。高强度人造石主要用于制作全冠、固定义齿等的工作模型及代型。

值得注意的是，不同的石膏材料，都需要按照相应的水与石膏材料粉剂的调和比例进行调和。那么，从上述材料具体的讲解中，我们认识了各种石膏材料的组成和性能特点。它们在组成、需水量、强度和硬度以及适用范围等方面各有不同，在这里我们总结如下（表 2-2-1）：

表 2-2-1 常用石膏材料的组成、需水量、强度和硬度以及适用范围

常用石膏材料名称	组成	需水量	强度和硬度	使用范围
熟石膏	β-半水硫酸钙	较多	较低	全口义齿初印模、连接石膏
普通人造石	α-半水硫酸钙	较少	较高	对强度和硬度有较高要求的工作模型
超硬人造石	高密度生石膏	少	较高	制作全冠、固定义齿等的工作模型及代型

（三）操作技术

"我已经有调拌印模材料的基础了，就按照同样的方法调拌石膏应该是可行的。"抱着这样的心态，实习护士 D2 开始了石膏调拌。**那调拌的结果怎么样呢？** 我们发现护士老师调拌的石膏材料均匀细腻，而实习护士 D2 调拌的石膏材料有明显的颗粒感（图 2-2-7，图 2-2-8）。灌注的石膏模型也没有达到质量要求，调拌好的石膏材料应均匀、细腻、无颗粒、无气泡，有良好的流动性。在进行石膏灌注的过程中，护士老师能够在操作时间内完成石膏模型的灌注，而实习护士 D2 没有完成模型灌注，材料就干了

（图2-2-9，图2-2-10）。

那么，为什么调拌的石膏会有明显的气泡，且在没有完成灌注时，材料就出现了干的现象呢？这是因为护士对石膏材料性能不了解、调拌手法不规范，调拌时间过长，从而无法完整地进行石膏模型的灌注并产生明显的气泡，导致了此次操作的失败。**那么，我们应该怎样避免材料出现气泡和操作时间缩短的现象，以达到最终的质量要求呢？** 第一，我们应该严格按照厂家建议的粉水比例和操作时间进行调拌。第二，按照标准的种植印模灌注技术进行操作。那么，**标准的种植印模灌注技术是什么样的呢？**

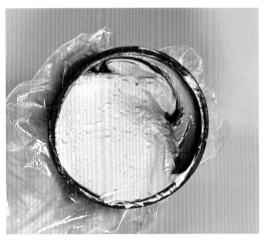

图2-2-7 实习护士调拌的石膏材料（不均匀、粗糙）

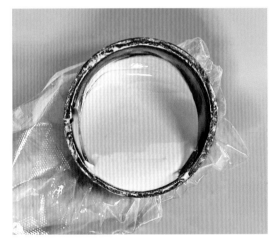

图2-2-8 护士老师调拌的石膏材料（均匀、细腻）

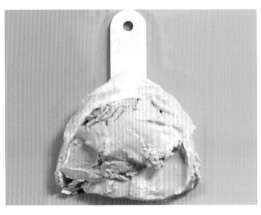

图2-2-9 实习护士灌注的石膏模型（没有完成灌注时石膏就干了）

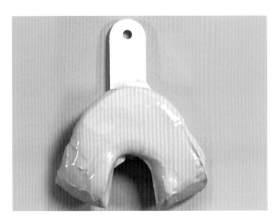

图2-2-10 护士老师灌注的石膏模型（完整的灌注）

第二章 牙种植护理常用操作技术

【护理准备】

1. 环境准备　做好模型室空气消毒、物表消毒，调试仪器设备使之能正常运行。其余内容参照第二章第一节中"藻酸盐印模调拌技术"之"环境准备"内容（图 2-1-15~图 2-1-18）。

2. 护士准备　参照第二章第一节中"藻酸盐印模调拌技术"之"护士准备"内容（图 2-1-19~图 2-1-21）。

3. 印模准备

（1）在"模型登记单"上如实登记信息，包括：模型所属医生姓名/患者姓名/模型类型/灌注要求及其他（图 2-2-11）；

模型登记单

日期	医生姓名	患者姓名	模型类型	模型室护士	医生签收	模型消毒

图 2-2-11　模型登记单

（2）印模消毒：常用的印模消毒有以下3种方式：

1）浸泡消毒：浸泡消毒是目前最有效的印模消毒的方法。印模从口内取出后，用流动水冲去印模表面的血液、体液，吹干印模。然后浸泡在主要成分为戊二醛的合成消毒液内。由于藻酸盐材料属于高分子材料，浸泡消毒过程中易破坏表面的细微结构，造成其吸水形变，出现膨胀，所以进行藻酸盐浸泡消毒时，需要严格控制浸泡消毒的时间，避免印模出现膨胀导致的误差。

2）喷雾消毒：喷雾消毒简单、快捷，在临床上被广泛使用。印模吹干后，均匀地在印模表面喷洒一层消毒喷雾，再用流动水冲洗后，吹干印模（图2-2-12）。

3）冲洗消毒：冲洗消毒是一种用消毒水加压冲洗印模的方法，消毒液主要成分为次氯酸钠。

4. 用物准备

（1）手工灌注种植印模所需用物：石膏材料、取粉勺、清水、取水勺、调拌碗、调拌刀、牙签（图2-2-13）。

（2）石膏调拌机调拌所需用物：除了需要手工灌注种植印模所需用物之外，还需要准备的物品包括：真空石膏调拌机及其配套的各种容量大小的调拌容器（图2-2-14，图2-2-15）。

【操作方法】

1. 操作流程

（1）洗手：参照第二章第一节中"藻酸盐印模调拌技术"之"操作流程"洗手内容（图2-1-25~2-1-31和视频1）。

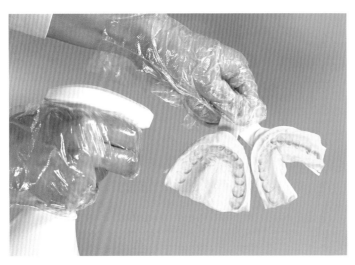

图2-2-12　印模喷雾消毒

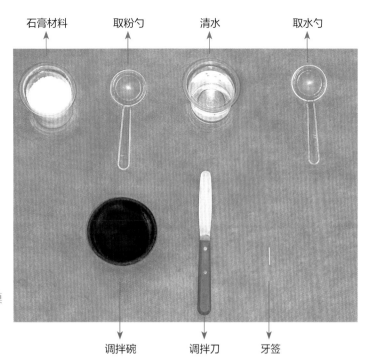

石膏材料　　取粉勺　　　清水　　　取水勺

调拌碗　　　调拌刀　　　牙签

图 2-2-13　手工灌注种植印模
准备用物

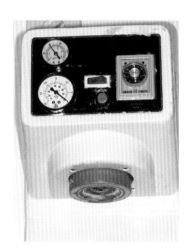

图 2-2-14　石膏调拌机

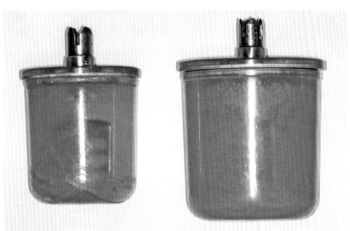

图 2-2-15　调拌容器

（2）调拌石膏

1）手工调拌：①根据厂家提供的水粉比例，将粉液混匀；②石膏粉完全被水浸湿后，用调拌刀快速均匀调拌，调拌时间控制在 1 分钟左右。因为调拌时间延长，会导致石膏材料固化时间缩短，同时也会降低石膏材料强度；③在调拌过程中，调拌刀面由同一方向反复将石膏材料在橡皮碗内调拌，并挤压排气，调拌过程中应尽量避免气泡的产生；④调拌完成后，可通过适当振荡橡皮碗的方法，使石膏材料底部的气泡逸出，然后用调拌刀戳破气泡；⑤排除气泡后，即可进行石膏模型的灌注。

2）石膏调拌机调拌：打开石膏调拌机开关（图2-2-16）。根据调拌的石膏容量，选择合适的调拌容器并与石膏调拌机连接。根据厂家提供的水粉比例，将石膏材料和水倒入调拌容器内。先将调拌容器与搅拌刀连接（图2-2-17~图2-2-19），再同石膏调拌机连接并启动开关，等待石膏调拌机调拌石膏完毕。如果发现有气泡出现，用调拌刀戳破气泡，待石膏细腻无气泡即可进行石膏模型的灌注。

（3）模型灌注

1）灌注上颌模型：将材料置于腭侧，少量多次，反复轻轻振荡，防止空气无法排除而形成气泡，同时利用石膏自身的流动性、重力和惯性，使材料由高到低逐渐缓慢流入并充满印模的每一个牙冠内，直至填满溢出整个牙列。最终石膏宜覆盖至高出腭顶1.5cm。灌注普通上颌模型如图2-2-20~图2-2-22所示；灌注种植印模上颌模型如图2-2-23~图2-2-25所示。

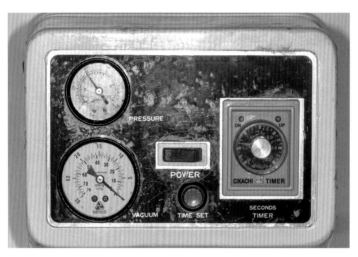

图 2-2-16　打开石膏调拌机开关（红圈示）

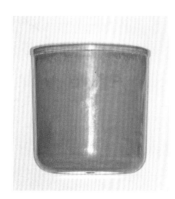

图 2-2-17　调拌容器

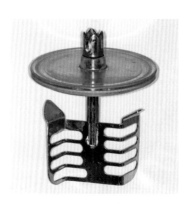

图 2-2-18　搅拌刀

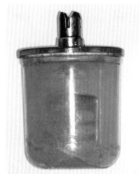

图 2-2-19　连接调拌容器和搅拌刀

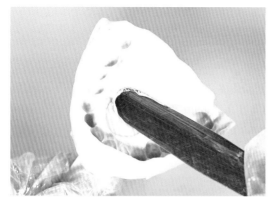

图 2-2-20　石膏放于腭顶

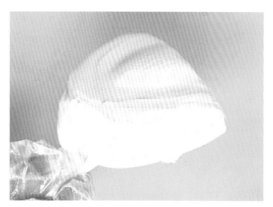

图 2-2-21　石膏灌满牙列

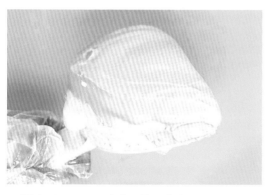

图 2-2-22　石膏宜覆盖至高出腭顶 1.5cm

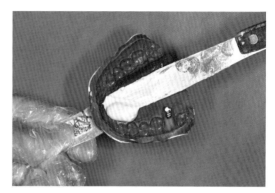

图 2-2-23　石膏放于腭顶

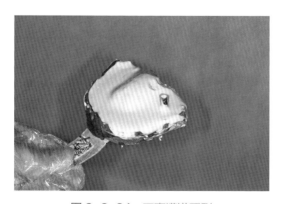

图 2-2-24　石膏灌满牙列

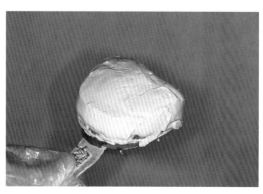

图 2-2-25　石膏宜覆盖至高出腭顶 1.5cm

2）灌注下颌模型：将材料置于舌侧，少量多次，反复轻轻振荡，防止空气无法排除而形成气泡，利用石膏自身的流动性、重力和惯性，使材料由高到低逐渐缓慢流入并充满整个牙列。值得注意的是，下颌需空出舌的空间，呈现舌下口底软组织的形态，下颌模型灌注后呈马蹄形。最终石膏宜覆盖至高出口底软组织 1.5cm。灌注普通下颌模型如图 2-2-26~图 2-2-28 所示；灌注种植印模下颌模型如图 2-2-29~图 2-2-31所示。

3）灌注邻牙和孤立牙：可以在灌注石膏模型前，在该牙位内放入小牙签，小牙签长度通常略短于孤立牙牙冠长度和底座高度的总和，不接触阴模，再加入石膏材料进行石膏模型的灌注（图 2-2-32），这样做的目的是为了加固孤立牙，防止在脱模时，发生孤立牙折断的现象，从而影响石膏模型的精度和咬合关系。

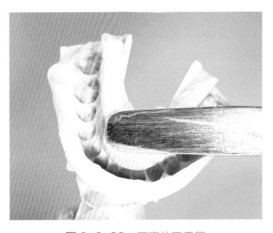

图 2-2-26　石膏放于舌置

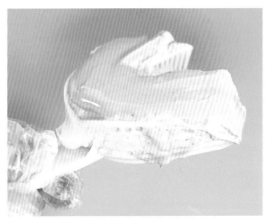

图 2-2-27　石膏灌满牙列

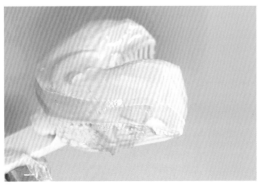

图 2-2-28　石膏宜覆盖至高出口底软组织 1.5cm

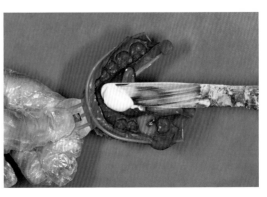

图 2-2-29　石膏放于舌侧

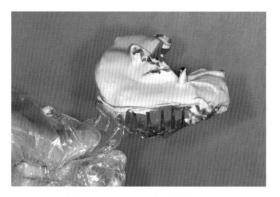

图 2-2-30　石膏灌满牙列

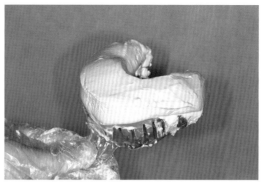

图 2-2-31　石膏宜覆盖至高出口底软组织1.5cm

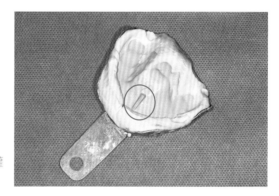

图 2-2-32　加入小牙签进行灌注，防止孤立牙折断（红圈示）

4）灌注底座：在灌注完托盘后，将多余材料堆积在玻璃板上，再将印模倒扣在玻璃板上，轻轻加压，使得托盘底部与玻璃板的平面平行，注意模型基底要有一定的厚度，之后用调拌刀将四周石膏刮平（图2-2-33~图2-2-36）。模型的远中部分石膏要加够，下颌模型的舌侧要去除多余的石膏。模型最薄弱处也不能少于10mm，上颌模型后缘应在腭小凹后不少于2mm，下颌模型后缘自磨牙后垫前缘起不少于10mm（图2-2-37，图2-2-38）。

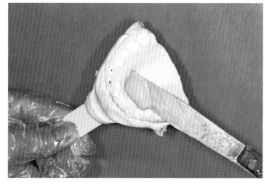

图 2-2-33　石膏放于腭顶

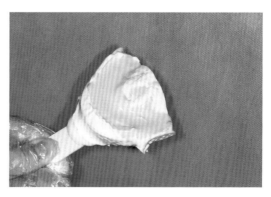

图 2-2-34　石膏灌满牙列

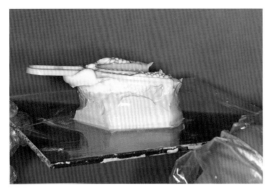

图 2-2-35 印模倒置玻璃板

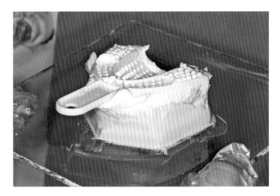

图 2-2-36 完成模型灌注

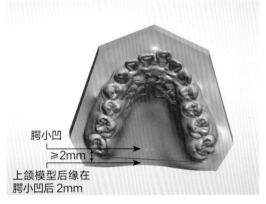

腭小凹
≥2mm

上颌模型后缘在
腭小凹后 2mm

图 2-2-37 上颌模型后缘应在腭小凹后不少于 2mm

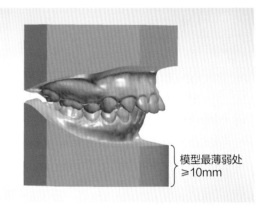

模型最薄弱处
≥10mm

图 2-2-38 模型最薄弱处不能少于 10mm

（4）脱模：模型灌注后，石膏会发生放热反应，一般 15 分钟之内石膏会产生初凝，24 小时完全凝固。待放热反应结束，石膏模型完全冷却后，脱模比较适宜。需要注意的是，石膏凝固时间过短，脱模时石膏没有完全凝固，强度不够，容易使模型折断。石膏凝固时间过长，脱模时会造成难与印模分离，从而损害模型；不可强行使用蛮力分离石膏模型和印模，应该先去除多余印模材料和石膏片，尽量使石膏牙垂直从印模中分离出来，即顺着牙长轴方向小心脱模取出。

（5）修整模型

1）修整牙面：石膏模型顺利从印模中分离出来后，用雕刻刀小心去除石膏模型牙面上的石膏小瘤、咬合障碍点和黏膜反折处的边缘（图 2-2-39，图 2-2-40）。使用石膏模型修整机修整模型边缘和后缘的多余石膏。下颌模型的舌侧也要修平整，使模型整齐、美观，便于义齿的制作。

2）修整底座：使用石膏模型修整机修整模型，平整模型底座，使模型底座和咬合面平行，模型厚度最薄处至少为 10mm（图 2-2-38）。

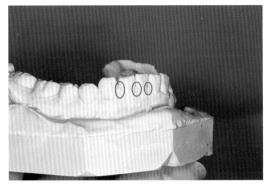

图2-2-39 去除石膏小瘤前（红圈示）

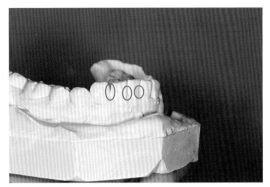

图2-2-40 去除石膏小瘤后（红圈示）

（6）模型消毒：把修整后的石膏模型放入紫外线消毒柜内进行消毒。

（7）发放模型：石膏模型消毒完毕后，根据"模型登记单"上登记的信息，包括：模型所属医生姓名/患者姓名/模型类型/灌注要求及其他，进行消毒模型的核对和发放。

一般来说，模型灌注操作技术的基本流程可以归纳为以下5个步骤，这里我们用一张流程图来详细解释（图2-2-41）。

2. 用物处置

（1）剩余石膏刮置于垃圾桶，避免混有石膏材料的水流入下水道，因石膏材料凝固后沉积会引起下水道的堵塞。

（2）用流水清洗调拌碗和调拌刀，消毒后使其处于备用状态。

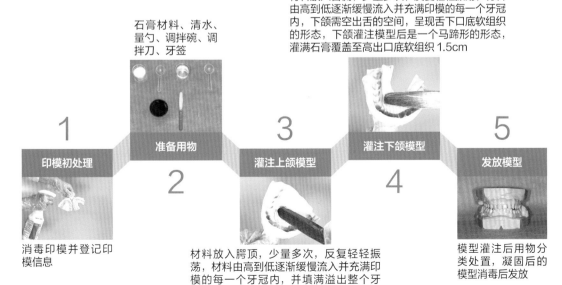

图2-2-41 模型灌注操作技术流程图

【质量要求】

1. 材料要求 石膏材料均匀、细腻、无颗粒、无气泡，有良好的流动性。

2. 调和要求 调拌石膏的时间应控制在 50 秒左右，应快速调拌，否则时间延长，会导致石膏材料固化时间缩短，同时也会降低其强度。应严格按照厂家提供的石膏水/粉比例进行调拌，水分过多会延长石膏材料的固化时间，从而降低石膏材料的强度。

3. 印模要求 在灌注石膏模型之前，首先要对印模进行仔细检查，确保印模清晰、完整、平滑，并且印模和托盘的任何接触区域都不能有脱模现象，尤其要注意托盘中间的脱模，该处常被忽略（图 2-2-42）。

一般来说，模型灌注的流程会从以下 4 个方面进行，下面我们通过一张护理清单来介绍模型灌注的操作检查要求及落实标准。

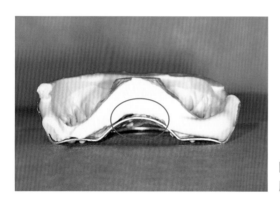

图 2-2-42 印模中间
脱模（红圈示）

清单：模型灌注护理清单

医疗机构名称：_____

检查人员：_____　　检查日期：_____

检查要求	落实标准	检查结果 （完成请在"□"打✓）
护理评估	1. 评估印模有无脱模 2. 检查印模,有无明显倒凹、修复体	□是　□否 □是　□否
护理准备	1. 环境准备　诊室环境安全、整洁有序,操作台面干净整洁 2. 护士准备　着装整齐、整洁,核对洗手液有效期,七步洗手法洗手,戴口罩 3. 用物准备　石膏材料、清水、量勺、调拌碗、调拌刀、小牙签	□是　□否 □是　□否 □是　□否
操作方法	1. 印模初处理　表面消毒 2. 正确水粉比例加入调拌碗进行调拌 3. 调拌完毕,排除气泡 4. 灌注上颌模型,材料置于腭侧,少量多次灌注 5. 灌注下颌模型,材料置于舌侧,少量多次灌注 6. 底座　上颌石膏覆盖至高出腭盖1.5cm,下颌是马蹄形的形态,高出口底软组织1.5cm 7. 脱模 8. 模型消毒	□是　□否 □是　□否 □是　□否 □是　□否 □是　□否 □是　□否 □是　□否 □是　□否
用物处置	1. 口腔诊疗器械规范预处理 2. 用物、环境整理	□是　□否 □是　□否

第三节
粘接材料
调拌技术

前文已经详细介绍了种植印模制备的护理操作流程和种植模型灌注的操作技术，那么在种植模型送往技工中心制作牙冠及返回后，**种植牙冠粘接操作的标准流程是什么样的呢？操作过程中又会遇到哪些问题呢？** 本节中，我们将结合临床情况进一步为大家介绍。

"护士老师，我需要对种植牙冠进行最终粘接。" 才轮转到科室的实习护士 D2 听得一头雾水，然后就看着护士老师熟练地进行粘接材料的调拌。**那么，种植科常见的粘接材料有哪些呢？** 常见的粘接材料有玻璃离子水门汀、磷酸锌水门汀、聚羧酸锌水门汀、氧化锌丁香酚水门汀、树脂水门汀等（图 2-3-1~图 2-3-5）。

护士对材料性能、组成等相关知识的了解程度，会影响粘接材料的调拌效果，从而影响种植牙冠粘接的成功与否。**那么不同粘接材料的性能、组成是什么样的呢？应该怎样调拌才能获取理想的粘接性能呢？** 接下来将为大家逐一讲解。

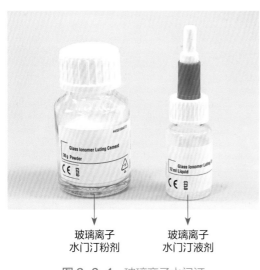

玻璃离子　　　玻璃离子
水门汀粉剂　　水门汀液剂

图 2-3-1　玻璃离子水门汀

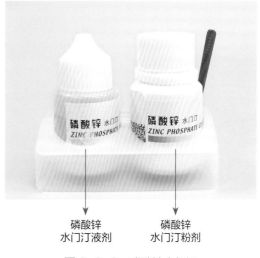

磷酸锌　　　　磷酸锌
水门汀液剂　　水门汀粉剂

图 2-3-2　磷酸锌水门汀

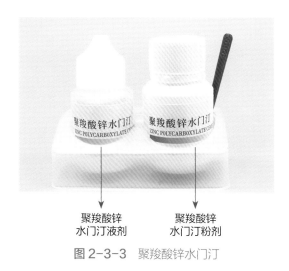

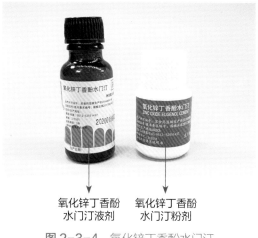

聚羧酸锌   聚羧酸锌
水门汀液剂   水门汀粉剂

图2-3-3　聚羧酸锌水门汀

氧化锌丁香酚   氧化锌丁香酚
水门汀液剂   水门汀粉剂

图2-3-4　氧化锌丁香酚水门汀

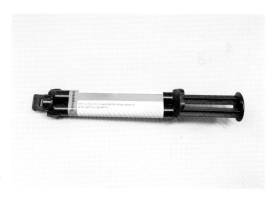

图2-3-5　树脂水门汀

一、玻璃离子水门汀调拌技术

　　首先，让我们来看一张调和物的质量对比图（图2-3-6，图2-3-7）。

　　通过图片对比，我们可以看到实习护士E2调拌的玻璃离子水门汀，其调和物的质量无法达到粘接要求，导致她无法顺利与医生配合。**那么，为什么实习护士E2调拌的材料质量无法达到粘接要求呢？** 这是因为其对材料组成、性能等知识不够了解，接下来就让我们认识材料的组成及性能。

（一）组成

　　玻璃离子水门汀由液剂和粉剂两部分组成（图2-3-8）。粉剂的典型成分包括：二氧化硅、氧化铝、氟化铝、氟化钙、氟化钠、磷酸铝等（图2-3-9）；液剂组成：聚丙烯酸水溶液，丙烯酸与衣康酸或马来酸的共聚物水溶液。临床中，常用于修复体永久粘接、充填修复、衬层垫底。在种植义齿修复过程中，还可用于基台孔的充填。

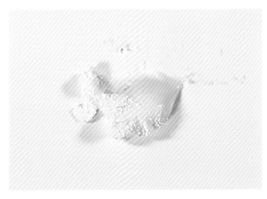

图 2-3-6 实习护士 E2 调拌的玻璃离子水门汀,表面无光泽、颗粒感明显

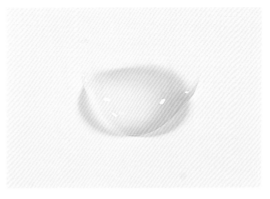

图 2-3-7 护士老师调拌的玻璃离子水门汀,表面光泽、无颗粒感、呈奶油状

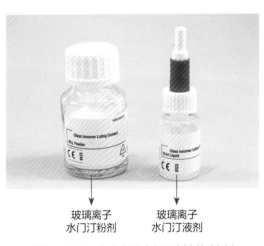

图 2-3-8 玻璃离子水门汀粉剂与液剂

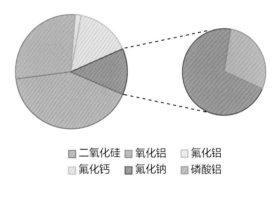

■ 二氧化硅 ■ 氧化铝 □ 氟化铝
▨ 氟化钙 ■ 氟化钠 ▨ 磷酸铝

图 2-3-9 玻璃离子水门汀粉剂典型成分图

(二)性能

玻璃离子水门汀初步固化时间为 2~6 分钟,是一种粘接力度强且刺激性小的粘接材料,由于氟化物的加入,对天然牙体有一定的防龋作用,还具有再充氟性能,使其能持久防龋。调和物的薄膜厚度低于 25μm,可提高充填物的边缘密合性。在口腔这一特定环境中,它可以保持自身性能的长期稳定。粘接力来源于机械嵌合作用及化学结合作用。

(三)操作技术

观察实习护士 E2 调拌的材料(图 2-3-6),**为什么调和物会出现明显的颗粒感或者过稀等影响粘接性能的情况呢?是不是护士对玻璃离子水门汀材料的组成及性能等知识了解后,调和物的质量就能达到要求呢?当然不全是。规范的准备过程及调拌手法,**

也是提高材料调拌成功率必不可少的条件之一。**那么，我们应该怎么做，才能使调和物达到粘接性能的要求呢？**

【护理准备】

1. 环境准备　参照第二章第一节中"藻酸盐印模材料制取技术"之"环境准备"内容（图2-1-15~图2-1-18）。

（1）环境宽敞、明亮、安全，室内温度在18~20℃，湿度保持在50%~60%。

（2）做好诊疗室空气消毒、物表消毒和诊间消毒。

（3）检查牙椅、灯光、仪器设备等运行是否正常，调整牙椅以备接诊患者（图2-3-10）。

（4）牙椅各部位贴避污膜后接诊患者（图2-3-11~图2-3-13）。

这里需要注意操作台面的准备：要求操作台面干净整洁，物品摆放有序（图2-3-14）。

2. 护士准备　参照第二章第一节中"藻酸盐印模材料制取技术"之"护士准备"内容（图2-1-19~图2-1-21）。

3. 患者准备　参照第二章第一节中"藻酸盐印模材料制取技术"之"患者准备"内容。

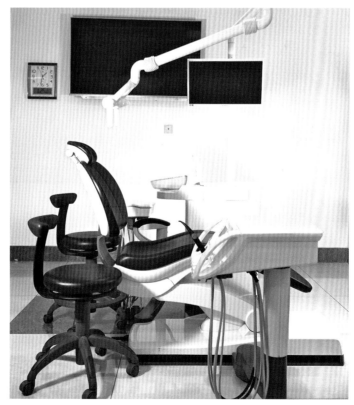

图2-3-10　环境准备

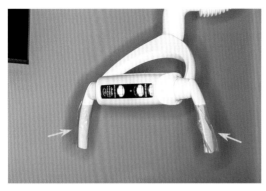

图 2-3-11　牙椅灯把手贴避污膜避污（箭头示）

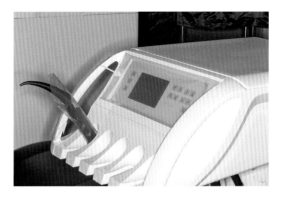

图 2-3-12　医生操作面板及三用枪把手贴避污膜避污（箭头示）

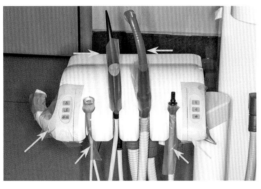

图 2-3-13　护士操作面板、三用枪把手和各连接管道贴避污膜避污（箭头示）

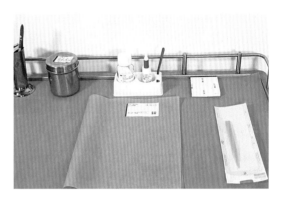

图 2-3-14　操作台面干净、整洁

4. 用物准备　瓶镊罐、75% 乙醇棉球罐、纱球、玻璃离子水门汀液剂与粉剂、治疗巾、调拌纸板、树脂调拌刀、玻璃离子水门汀粉剂专用取粉勺（以下简称"量勺"），根据使用顺序及清污分区原则将物品合理放置（图 2-3-15）。

【操作方法】

1. 操作流程

（1）评估患者：评估患者健康史、口腔情况，如张口度、咀嚼习惯、口腔黏膜的健康状况、修复体的修复部位及数量、修复体邻牙牙体组织有无缺损等。

（2）修复体试戴：确认患者满意后，拍摄根尖片检查，确认修复体就位情况已达要求（图 2-3-16），方可永久粘接。

（3）消毒隔湿：根据修复体修复的牙位及数量，准备数个用于隔湿的干纱球和用于消毒的 75% 乙醇棉球，放于治疗盘内，协助医生消毒并吹干修复体。

（4）洗手：参照第二章第一节中"藻酸盐印模材料制取技术"之"操作流程"洗手内容（图 2-1-25~图 2-1-31 及视频 1）。

（5）检查及核对调拌用物：核对调拌用物名称，检查外包装有无破损。打开治疗巾，将其平铺于治疗车台面上，将调拌纸板、树脂调拌刀及量勺平放于治疗巾上，并调整至适当的位置（图 2-3-17）。

瓶镊罐　　75% 酒精　　纱球　　玻璃离子　　玻璃离子
　　　　　棉球罐　　　　　　　水门汀液剂　水门汀粉剂

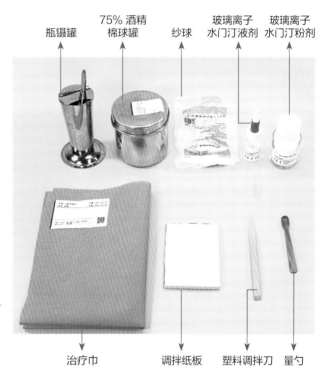

图 2-3-15　玻璃离子水门汀调拌用物准备

治疗巾　　　调拌纸板　　塑料调拌刀　量勺

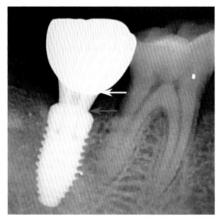

图 2-3-16　根尖片检查示修复体与基台完全就位（黄色箭头示），基台与种植体完全就位（红色箭头示）

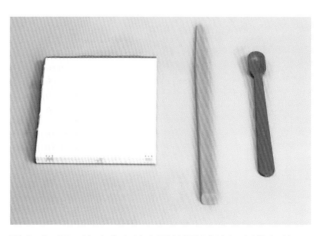

图 2-3-17　治疗巾上依次平放调拌纸板、树脂调拌刀、量勺

（6）检查及核对材料：检查材料与医嘱所需是否一致，核对所用材料是否在有效期内，确认材料包装完好无破损，粉剂无潮解、液剂无变质。

（7）取粉剂与液剂

1）取粉剂：打开粉剂瓶盖，根据需要的用量，使用量勺准确取出粉剂并放于调拌纸板上 1/2 处（图 2-3-18~图 2-3-20），注意取用后应立即盖好瓶盖防止粉剂潮解。

2）取液剂：打开液剂瓶盖，将瓶身垂直便于排尽滴管内的空气（图 2-3-21），避免液剂中包裹有空气，影响液剂取量的准确性。根据取粉剂量，按比例取适量液剂放于调拌纸板下 1/2 处（图 2-3-22），注意取用后应立即盖好瓶盖，防止液剂中的水分挥发。

为避免粉剂与液剂在非调拌过程时粉液剂混合，影响最终的调和物性能，故粉剂与液剂放置时应留有适当的间距，一般为 1~2cm。取出的材料需及时调拌，以免其长时间暴露于空气中影响材料性能（图 2-3-23）。

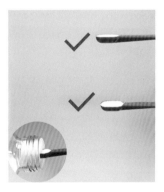

图 2-3-18　使用专业量勺刮取一平勺粉剂

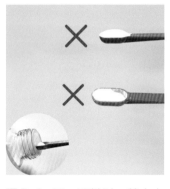

图 2-3-19　取粉时，若未在瓶口刮板处刮去多余粉剂，会导致取出粉剂过多；反之过少

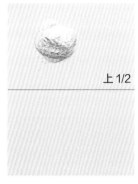

图 2-3-20　粉剂放于调拌纸板上 1/2 处

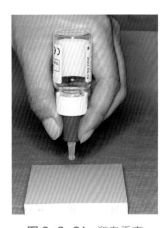

图 2-3-21　瓶身垂直

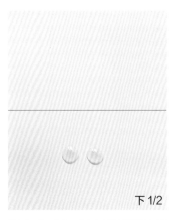

图 2-3-22　液剂放于调拌纸板下 1/2 处

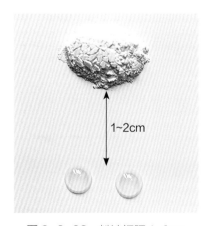

图 2-3-23　粉液间隔 1~2cm

（8）粉液比例：一般为（1.25~1.5）g：1mL。

（9）调拌方法

1）调拌时右手平握树脂调拌刀，左手固定调拌纸板，手指不超过调拌纸板1cm，不能压在调拌纸板上（图2-3-24）。

2）将树脂调拌刀工作端前1/3~1/2处紧贴调拌纸板（图2-3-25），使树脂调拌刀与调拌纸板充分接触，树脂调拌刀与调拌纸板的角度<5°（图2-3-26）。

3）调拌前将粉剂分为2份，调拌时逐次将粉剂加入液体中（图2-3-27），用旋转折叠法或"8"字调拌法将粉液充分混合调匀，调和时间通常在45秒以内。

4）将材料调和至无颗粒、无气泡、性状均一、表面有光泽、有流动性、可拉丝，呈奶油状时（图2-3-28，图2-3-29），收拢成团即可。

通常情况下，我们可以将玻璃离子水门汀调拌技术的基本流程总结为8个步骤，这里我们用一张流程图来解释（图2-3-30）。

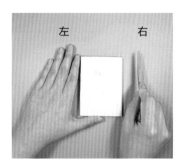

图2-3-24 左手固定调拌纸板，右手平握树脂调拌刀

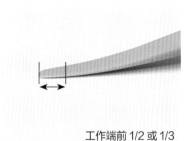

工作端前1/2 或 1/3

图2-3-25 将树脂调拌刀工作端前1/3~1/2处紧贴调拌纸板

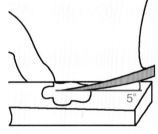

图2-3-26 树脂调拌刀与调拌纸板的角度<5°

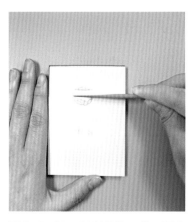

图2-3-27 粉剂分为2份，逐次加入液体

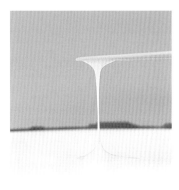

图2-3-28 可拉丝

图2-3-29 表面有光泽，呈奶油状

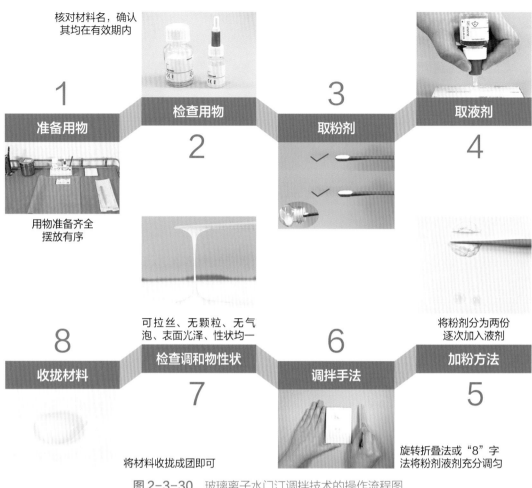

核对材料名，确认
其均在有效期内

1 准备用物

用物准备齐全
摆放有序

检查用物 2

3 取粉剂

取液剂 4

将粉剂分为两份
逐次加入液剂

可拉丝、无颗粒、无气
泡、表面光泽、性状均一

8 收拢材料

检查调和物性状 7

调拌手法 6

加粉方法 5

旋转折叠法或"8"字
法将粉剂液剂充分调匀

将材料收拢成团即可

图 2-3-30 玻璃离子水门汀调拌技术的操作流程图

2. 用物处置 操作结束后用 75% 乙醇清洗消毒调拌刀，并用无菌纱球擦拭干净备用，将材料放回原处，摆放整齐。一次性用物根据医疗垃圾分类及其处置原则，进行相应的用物处置。

一般来说，玻璃离子水门汀粘接材料的调拌流程会从以下 4 个方面进行，下面我们通过一张护理清单来介绍该材料的操作检查要求及落实标准。

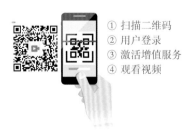

① 扫描二维码
② 用户登录
③ 激活增值服务
④ 观看视频

视频 8 玻璃离子水门汀调拌技术

清单：玻璃离子水门汀调拌技术护理清单

医疗机构名称：_____

检查人员：_____ 检查日期：_____

检查要求	落实标准	检查结果
护理评估	1. 患者期望值及心理状况	□是 □否
	2. 告知患者潜在风险	□是 □否
	3. 告知患者术前相关注意事项	□是 □否
	4. 口腔卫生指导,告知患者术前需视口腔卫生情况进行全口洁治	□是 □否
护理准备	1. 环境准备　诊室环境安全、整洁有序,操作台面干净整洁	□是 □否
	2. 护士准备　着装整齐、整洁,核对洗手液有效期,七步洗手法洗手,戴口罩	□是 □否
	3. 患者准备　调整椅位、向患者解释操作目的及注意事项	□是 □否
	4. 用物准备齐全	□是 □否
操作方法	1. 修复体试戴	□是 □否
	2. 消毒隔湿	□是 □否
	3. 检查及核对粘接材料调拌用物包	□是 □否
	4. 检查及核对材料:核对材料与医嘱所需的材料是否一致	□是 □否
	5. 取粉剂与液剂:一般为(1.25~1.50)g ∶ 1mL	□是 □否
	6. 调拌手法:左手拇指与示指固定调拌纸板,右手平握调拌刀,用旋转折叠法或"8"字调拌法将材料调拌均匀	□是 □否
	7. 检查材料是否调拌至粘接性状	□是 □否
用物处置	75% 乙醇清洗消毒调拌刀,并用无菌纱球擦拭干净备用,将材料放回原处,摆放整齐	□是 □否

二、磷酸锌水门汀调拌技术

在上面的内容中，我们介绍了关于玻璃离子水门汀的相关理论知识及其操作流程。那么，临床常用的磷酸锌水门汀又是一种什么样的粘接材料呢？其操作流程与玻璃离子水门汀相比有什么不同呢？相信大家能够在这里找到答案。

"老师，磷酸锌水门汀和玻璃离子水门汀的名字里面都有'水门汀'，那它们的组成、性能、调拌方法是不是也都一样呢？"这是实习护士F2的问题，这可能也是大多数初学者心中的疑问，接下来我们就来了解磷酸锌水门汀的组成和性能。

（一）组成

磷酸锌水门汀是由氧化物粉末（氧化锌为主要成分）与磷酸水溶液（磷酸和水为主要成分）反应凝固而成的水门汀，由粉剂和液剂两部分组成（图2-3-31）。粉剂组成：氧化锌、氧化镁、二氧化硅、氧化铋（图2-3-32）；液剂组成：正磷酸、氧化铝、氧化锌、水（图2-3-33）。磷酸锌水门汀可用于牙体缺损的暂时充填、龋齿的垫底，在种植义齿修复过程中，主要用于种植牙冠及种植冠桥的粘接修复。

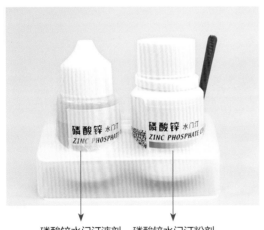

图 2-3-31　磷酸锌水门汀粉剂与液剂

磷酸锌水门汀液剂　　磷酸锌水门汀粉剂

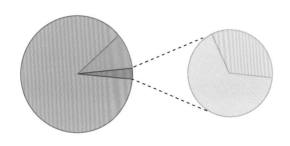

■ 氧化锌　■ 氧化镁　■ 二氧化硅　■ 氧化铋

图2-3-32　磷酸锌水门汀粉剂成分图

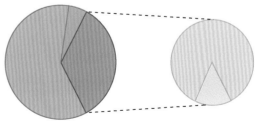

■ 正磷酸　■ 氧化铝　■ 氧化锌　■ 水

图2-3-33　磷酸锌水门汀液剂成分图

（二）性能

磷酸锌水门汀的凝固时间受诸多因素影响（如环境温度、调拌方法、比例等），其凝固时间的范围是 2~5 分钟。混合后的磷酸锌水门汀会发生放热反应，所以在临床中应使用温度低的玻璃板进行调拌，以减缓凝固并保证充足的临床操作时间。粘固力来源：机械嵌合作用，凝固后的磷酸锌不易溶于水并可承受一定强度的咀嚼力。

"老师，前面你提到了玻璃离子水门汀主要是依靠粘接力，这里你又提到了粘固力，那到底什么是'粘接力'，什么又是'粘固力'呢？"实习护士 F2 非常疑惑。护士老师告诉她，粘固力是指用粘固剂将修复体固定在预备后的患牙或基牙上的过程，主要依靠机械嵌合作用来防止修复体的脱落；而粘接力是指两个同种或异种的固体物质通过介于两者表面的另一种物质的作用而产生牢固结合的现象，其既有机械嵌合作用，又有化学结合等作用。

结合实习护士 F2 的问题，我们学习了磷酸锌水门汀的组成及性能，那么，**磷酸锌水门汀的操作方法又是什么样的呢？**

（三）操作技术

【护理准备】

1. 环境准备 参照第二章第一节中"藻酸盐印模材料制取技术"之"环境准备"内容（图 2-1-15~图 2-1-18）。

2. 护士准备 参照第二章第一节中"藻酸盐印模材料制取技术"之"护士准备"内容（图 2-1-19~图 2-1-21）。

3. 患者准备 参照第二章第一节中"藻酸盐印模材料制取技术"之"患者准备"内容。

4. 用物准备 瓶镊罐、75% 乙醇棉球罐、纱球、磷酸锌水门汀液剂和粉剂、粘接材料调拌用物包（镊子、调拌刀、玻璃板）、磷酸锌粉剂专用取粉勺（以下简称"量勺"）。根据使用顺序及清污分区原则将物品合理放置（图 2-3-34）。

【操作方法】

1. 操作流程

（1）评估患者：参见第二章第三节中"玻璃离子水门汀调拌技术"之"评估患者"内容。

（2）修复体试戴：参见第二章第三节中"玻璃离子水门汀调拌技术"之"修复体试戴"内容（图 2-3-16）。

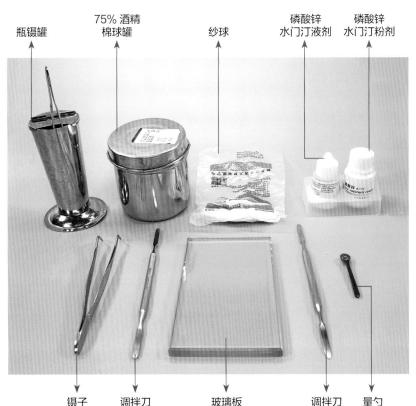

瓶镊罐　　75% 酒精棉球罐　　纱球　　磷酸锌水门汀液剂　　磷酸锌水门汀粉剂

镊子　　调拌刀　　玻璃板　　调拌刀　　量勺

图 2-3-34　磷酸锌水门汀调拌用物准备

（3）消毒隔湿：参见第二章第三节中"玻璃离子水门汀调拌技术"之"消毒隔湿"内容。

（4）洗手：参照第二章第一节中"藻酸盐印模材料制取技术"之"操作流程"洗手内容（图 2-1-25~图 2-1-31 及视频 1）。

（5）检查及核对粘接材料调拌用物包：检查调拌用物包名称，查看外包装完好无破损，核对调拌用物包在有效期内。打开调拌用物包，将治疗巾平铺于治疗车台面上，将玻璃板、金属调拌刀及镊子平放于治疗巾上，并将其调整至适当的位置（图 2-3-35）。

（6）检查及核对材料：参见第二章第三节中"玻璃离子水门汀调拌技术"之"检查及核对材料"内容。

（7）取粉剂与液剂

1）取粉剂：轻拍瓶身松解粉剂，打开粉剂瓶盖，根据需要的用量，用量勺取粉剂放于玻璃板上 1/2 处（图 2-3-36），取用后立即盖好瓶盖，放回原处。

2）取液剂：打开液剂瓶盖，根据取粉剂量，取适量液剂放于玻璃板下 1/2 处（图 2-3-37），取用后立即盖好瓶盖，放回原处。

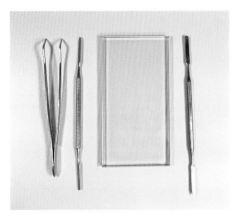

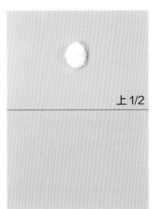

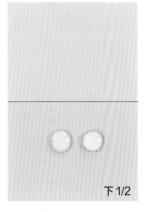

图 2-3-35 金属调拌刀平放于玻璃板右侧，备用器械放于玻璃板左侧备用

图 2-3-36 粉剂放于玻璃板上 1/2 处

图 2-3-37 液剂放于玻璃板下 1/2 处

为避免粉剂与液剂在非调拌过程时混合，影响最终的调和物性能，粉液放置应留有适当的间距，一般为 3~4cm（图 2-3-38）。取出的材料需及时调拌，避免长时间暴露在空气中，影响其性能。

（8）粉液比例：一般为（1.0~1.3）g∶0.5mL。

（9）调拌手法

1）调拌时右手平握调拌刀，左手固定玻璃板（图 2-3-39），手指不超过玻璃板1cm，不能压在玻璃板上。

2）调拌前应将粉剂分成少量多份：先将粉剂平分为两份，往上平推 1cm；然后将上端的粉剂平分为 2 份，往上平推 1cm，再将上端的粉剂平分为 2 份，往上平推 1cm，逐次分为 5 份（图 2-3-40）。通过这种方式可以有效减少一次加入太多粉剂的产热问题，因为调拌时如果一次加入太多粉剂会使其产热过多，从而缩短凝固时间。

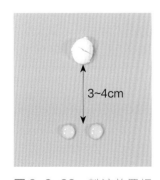

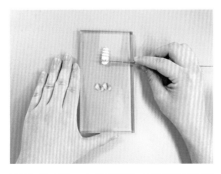

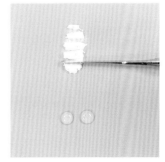

图 2-3-38 粉液放置相距 3~4cm

图 2-3-39 左手拇指与示指固定玻璃板，右手平握调拌刀

图 2-3-40 粉剂采用逐次递减法分成 5 份

3）先将第一份粉剂加入所有液剂中，用旋转推开法向同一方向将粉液充分调和均匀，然后再加入第二份粉剂，用相同的调拌方法将材料调和均匀后，再逐次加入剩余粉剂，同法将材料调和均匀。注意调拌时将材料大范围推开，有助于酸的中和并延缓固化时间。

4）每次调和时间不低于 10 秒，不高于 20 秒，需 1 分钟左右完成调和过程，把材料调和至无颗粒、无气泡、性状均一、表面有光泽、可拉丝并有一定流动性后，将其收拢成团即可（图 2-3-41）。

一般来说，磷酸锌水门汀材料调拌技术的操作方法，可以归纳为以下 8 个步骤，这里我们用一张流程图来做详细解释（图 2-3-42）。

2. 用物处置 参见第二章第三节中"玻璃离子水门汀调拌技术"之"用物处置"内容。

一般来说，磷酸锌水门汀粘接材料的调拌流程会从以下 4 个方面进行，下面我们通过一张护理清单来介绍该材料的操作检查要求及落实标准。

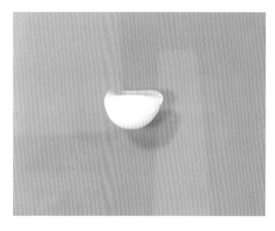

图 2-3-41 无颗粒、无气泡、表面有光泽、性状均一

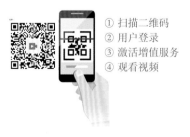

① 扫描二维码
② 用户登录
③ 激活增值服务
④ 观看视频

视频 9 磷酸锌水门汀调拌技术

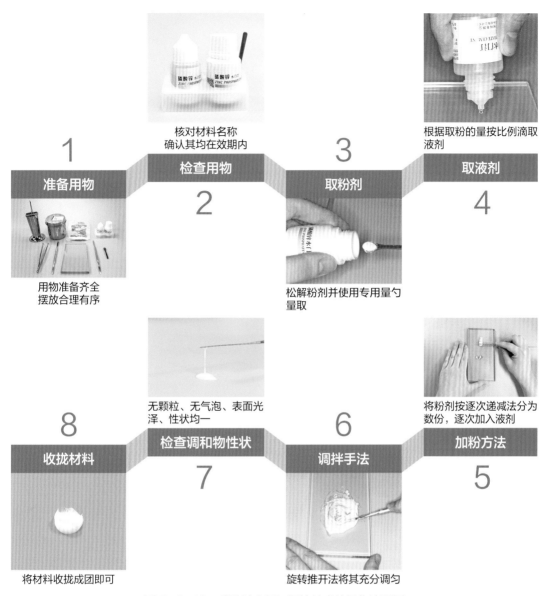

1 **准备用物**

用物准备齐全
摆放合理有序

2 **检查用物**

核对材料名称
确认其均在效期内

3 **取粉剂**

松解粉剂并使用专用量勺
量取

4 **取液剂**

根据取粉的量按比例滴取
液剂

5 **加粉方法**

将粉剂按逐次递减法分为
数份，逐次加入液剂

6 **调拌手法**

旋转推开法将其充分调匀

7 **检查调和物性状**

无颗粒、无气泡、表面光
泽、性状均一

8 **收拢材料**

将材料收拢成团即可

图2-3-42　磷酸锌水门汀调拌技术的操作流程图

医疗机构名称：_____

检查人员：_____ 检查日期：_____

检查要求	落实标准	检查结果
护理评估	1. 患者期望值及心理状况	□是　□否
	2. 告知患者潜在风险	□是　□否
	3. 告知患者术前相关注意事项	□是　□否
	4. 口腔卫生指导，告知患者术前需视口腔卫生情况进行全口洁治	□是　□否
护理准备	1. 环境准备　诊室环境安全、整洁有序，操作台面干净整洁	□是　□否
	2. 护士准备　着装整齐、整洁，核对洗手液有效期，七步洗手法洗手，戴口罩	□是　□否
	3. 患者准备　调整椅位、向患者解释操作目的及注意事项	□是　□否
	4. 用物准备齐全	□是　□否
操作方法	1. 修复体试戴	□是　□否
	2. 消毒隔湿	□是　□否
	3. 检查及核对粘接材料调拌用物包	□是　□否
	4. 检查及核对材料　核对材料与医嘱所需的材料是否一致	□是　□否
	5. 取粉剂与液剂　一般为(1.0~1.3)g ：0.5mL	□是　□否
	6. 调拌手法　调拌时用左手拇指与示指固定玻璃板，右手平握调拌刀，用旋转推开法将材料调拌均匀	□是　□否
	7. 检查材料是否调拌至粘接性状	□是　□否
用物处置	操作结束后用75%乙醇清洗消毒调拌刀及调拌玻璃板，并用无菌纱球擦拭干净备用，将材料放回原处，摆放整齐	□是　□否

三、聚羧酸锌水门汀调拌技术

"老师，聚羧酸锌水门汀和磷酸锌水门汀，从外观上看好像啊（图2-3-43），它们有什么不同呢？"实习护士G2仔细观察着这两种材料。下面让我们通过一张表格来了解两者的不同之处（表2-3-1）。

磷酸锌水门汀液剂与粉剂　　　　　聚羧酸锌水门汀液剂与粉剂

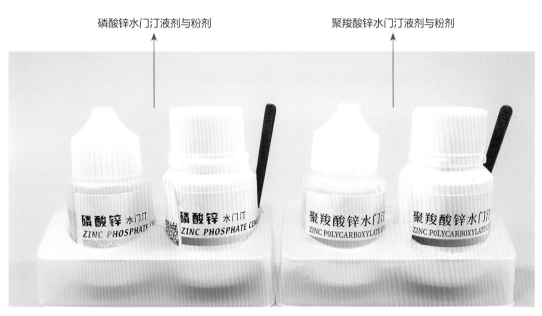

图2-3-43　磷酸锌水门汀和聚羧酸锌水门汀

表2-3-1　聚羧酸锌水门汀与磷酸锌水门汀性能及临床应用对比

材料名称	性能及临床应用				
	粉液比例	放热反应	调拌手法	凝固时间及刺激性	临床应用
磷酸锌水门汀	（1.0~1.3g）：0.5mL	有	1. 粉剂分为5份 2. 旋转推开法 3. 调和时间1分钟左右	1. 凝固时间2~5分钟 2. 刺激性大	1. 牙体缺损的暂时充填 2. 龋齿垫底 3. 冠及桥体的粘固
聚羧酸锌水门汀	一般为1.5g：1mL	无	1. 粉剂分为3份 2. 旋转折叠法 3. 调和时间30~40秒	1. 凝固时间2~6分钟 2. 刺激性小	冠及桥体的粘接

从表2-3-1的对比中，我们可以明显看到，外观看似相似的磷酸锌水门汀和聚羧酸锌水门汀其实在很多方面均有不同，这就需要我们来了解聚羧酸锌水门汀的组成及性能。

（一）组成

聚羧酸锌水门汀主要是由氧化锌与聚丙烯酸水溶液反应凝固而形成的水门汀，由粉剂和液剂两部分组成（图2-3-44）。粉剂组成：氧化锌、氧化镁、氧化钙、氧化亚锡、氧化铝（图2-3-45）；液剂组成：聚丙烯酸、去离子水（图2-3-46）。聚羧酸锌水门汀一般用于冠及桥体的粘接。

（二）性能

影响聚羧酸锌水门汀凝固时间的因素与磷酸锌水门汀接近，其凝固时间的范围是2~6分钟。采用低温厚玻璃板或者将粉剂低温保存，均可减缓固化反应的时间。聚羧酸

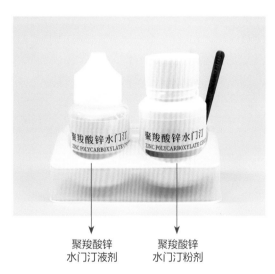

图2-3-44 聚羧酸锌水门汀粉剂与液剂

聚羧酸锌水门汀液剂　聚羧酸锌水门汀粉剂

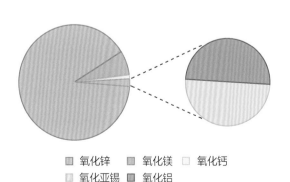

■氧化锌　■氧化镁　□氧化钙
□氧化亚锡　■氧化铝

图2-3-45 聚羧酸锌水门汀粉剂成分图

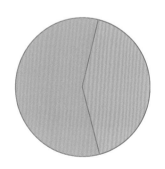

■聚丙烯酸　■去离子水

图2-3-46 聚羧酸锌水门汀液剂成分图

锌水门汀固化后，不仅仅有机械嵌合作用，还可产生化学作用，使聚羧酸锌水门汀的粘接力度增强。

（三）操作技术

从表 2-3-1 我们可以看到两者的粉液比例及调拌手法均不相同，**那么聚羧酸锌水门汀具体的调拌技术又是什么样的呢？**

【护理准备】

1. 环境准备　参照第二章第一节中"藻酸盐印模材料制取技术"之"环境准备"内容（图 2-1-15~图 2-1-18）。

2. 护士准备　参照第二章第一节中"藻酸盐印模材料制取技术"之"护士准备"内容（图 2-1-19~图 2-1-21）。

3. 患者准备　参照第二章第一节中"藻酸盐印模材料制取技术"之"患者准备"内容。

4. 用物准备　瓶镊罐、75% 乙醇棉球罐、纱球、聚羧酸锌水门汀液剂和粉剂、粘接材料调拌用物包（镊子、调拌刀、玻璃板）、聚羧酸锌水门汀粉剂专用取粉勺（以下简称"量勺"）。根据使用顺序及清污分区原则将物品合理放置（图 2-3-47）。

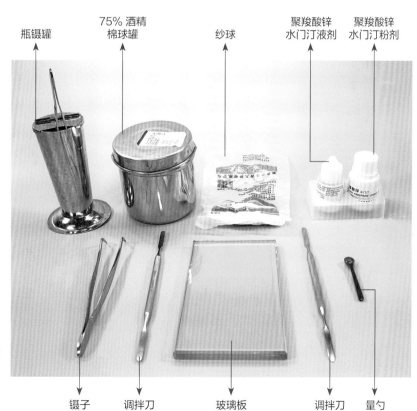

图 2-3-47　聚羧酸锌水门汀调拌用物准备

（图中标注：瓶镊罐　75% 酒精棉球罐　纱球　聚羧酸锌水门汀液剂　聚羧酸锌水门汀粉剂　镊子　调拌刀　玻璃板　调拌刀　量勺）

【操作方法】

1. 操作流程

（1）评估患者：参见第二章第三节中"玻璃离子水门汀调拌技术"之"评估患者"内容。

（2）修复体试戴：参见第二章第三节中"玻璃离子水门汀调拌技术"之"修复体试戴"内容（图2-3-16）。

（3）消毒隔湿：参见第二章第三节中"玻璃离子水门汀调拌技术"之"消毒隔湿"内容。

（4）洗手：参照第二章第一节中"藻酸盐印模材料制取技术"之"操作流程"洗手内容（图2-1-25~图2-1-31及视频1）。

（5）检查及核对粘接材料调拌用物包：参见第二章第三节中"磷酸锌水门汀调拌技术"之"检查及核对粘接材料调拌用物包"内容（图2-3-35）。

（6）检查及核对材料：参见第二章第三节中"玻璃离子水门汀调拌技术"之"检查及核对材料"内容。

（7）取粉剂与液剂：参见第二章第三节中"磷酸锌水门汀调拌技术"之"取粉剂与取液剂"内容（图2-3-36~图2-3-38）。

（8）粉液比例：粘接时的粉液比例应参照产品说明书的具体要求，一般为1.5g：1mL。

（9）调拌手法

1）调拌时用右手平握调拌刀，左手拇指与示指固定玻璃板，手指不超过玻璃板1cm，不能压在玻璃板上。

2）为避免一次加入粉剂太多，不易调拌均匀，导致材料最终无法获取理想的粘接性能，在调拌前应将粉剂平均分成数份（图2-3-48），然后逐次将粉剂加入所有液剂中。第一份粉剂加入液剂后，用旋转折叠法向同一方向将粉液充分混合调匀，然后加入第二份粉剂，用同样的调拌方法将粉液调拌均匀，再逐次加入剩余粉剂，用同法将粉液调拌均匀。讲到这里，**实习护士H2提出了一个问题："老师，为什么磷酸锌水门汀粉剂要采用逐次递减法分为多份（图2-3-49），而聚羧酸锌水门汀的粉剂平均分为数份即可呢？"** 实习护士H2有这样的疑惑不难理解，因为聚羧酸锌水门汀在调拌过程中没有放热反应，因此粉剂平均分为数份即可；而磷酸锌水门汀在调拌过程中有酸性磷酸锌的生成，该过程伴有放热反应，故分粉方式采用逐次递减法可以有效减少一次加入太多粉剂的产热问题。**实习护士H2进一步问道："老师，我还注意到它们的调拌方法也不同。磷酸锌水门汀采用的是旋转推开法，而聚羧酸锌水门汀采用的是旋转折叠法？"** 这是由于后者在调拌过程中不会有放热反应，也就不需要使用旋转推开的调拌方法帮助其散热。

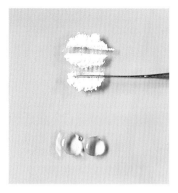

图 2-3-48 聚羧酸锌水门汀粉剂平均分成数份，逐次加入液剂中

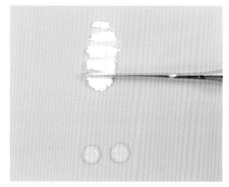

图 2-3-49 磷酸锌水门汀粉剂采用逐次递减法分成多份，逐次加入液剂中

因此，聚羧酸锌水门汀与磷酸锌水门汀的分粉方式以及调拌方法均有所不同。

3）由于聚羧酸锌水门汀液剂黏稠度高，在空气中水分也容易挥发而使其黏稠度增加，故整个调和间应该控制在 30~40 秒内。

4）把材料调和至无颗粒、无气泡、性状均一、表面有光泽，可拉丝并有一定流动性的性状后，将其收拢成团即可。

一般来说，聚羧酸锌水门汀材料调拌技术的操作流程，可以归纳为以下 8 个步骤，这里我们可以用一张流程图来详细解释（图 2-3-50）。

2. 用物处置 参见第二章第二节"玻璃离子水门汀调拌技术"之"用物处置"。

一般来说，聚羧酸锌水门汀粘接材料的调拌流程会从以下 4 个方面进行，下面我们通过一张护理清单来介绍该材料的操作检查要求及落实标准。

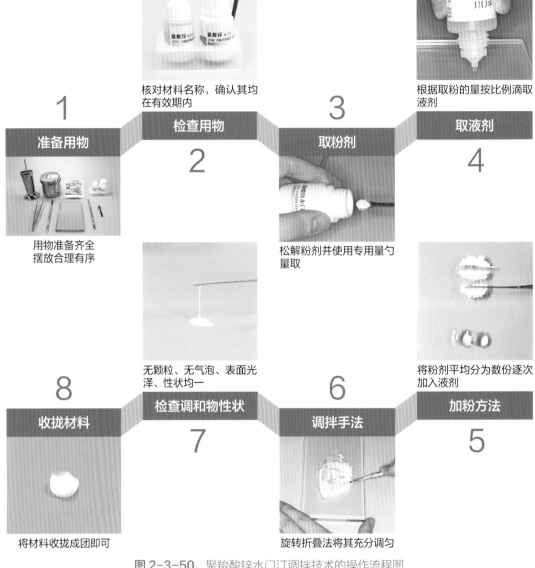

1 准备用物
用物准备齐全
摆放合理有序

2 检查用物
核对材料名称，确认其均
在有效期内

3 取粉剂
松解粉剂并使用专用量勺
量取

4 取液剂
根据取粉的量按比例滴取
液剂

5 加粉方法
将粉剂平均分为数份逐次
加入液剂

6 调拌手法
旋转折叠法将其充分调匀

7 检查调和物性状
无颗粒、无气泡、表面光
泽、性状均一

8 收拢材料
将材料收拢成团即可

图2-3-50 聚羧酸锌水门汀调拌技术的操作流程图

清单：聚羧酸锌水门汀调拌技术护理清单

医疗机构名称：_____

检查人员：_____ 检查日期：_____

检查要求	落实标准	检查结果
护理评估	1. 患者期望值及心理状况	□是　□否
	2. 告知患者潜在风险	□是　□否
	3. 告知患者术前相关注意事项	□是　□否
	4. 口腔卫生指导,告知患者术前需视口腔卫生情况进行全口洁治	□是　□否
护理准备	1. 环境准备　诊室环境安全、整洁有序,操作台面干净整洁	□是　□否
	2. 护士准备　着装整齐、整洁,核对洗手液有效期,七步洗手法洗手,戴口罩	□是　□否
	3. 患者准备　调整椅位、向患者解释操作目的及注意事项	□是　□否
	4. 用物准备齐全	□是　□否
操作方法	1. 修复体试戴	□是　□否
	2. 消毒隔湿	□是　□否
	3. 检查及核对粘接材料调拌用物包	□是　□否
	4. 检查及核对材料　核对材料与医嘱所需的材料是否一致	□是　□否
	5. 取粉剂与液剂　粉液比例一般为 1.5g : 1mL	□是　□否
	6. 调拌手法　调拌时用左手拇指与示指固定玻璃板,右手平握调拌刀,用旋转推开法将材料调拌均匀	□是　□否
	7. 检查材料是否调拌至粘接性状	□是　□否
用物处置	操作结束后用 75% 乙醇清洗消毒调拌刀及调拌玻璃板,并用无菌纱球擦拭干净备用,将材料放回原处,摆放整齐	□是　□否

四、氧化锌丁香酚水门汀调拌技术

"老师，刚刚有位医生请您调拌暂时粘接剂，什么是'暂时粘接剂'啊？"实习护士
I2 充满疑问。暂时粘接剂其实也是种植修复常用的一种粘接材料，临床中，氧化锌丁香
酚水门汀作为暂时粘接剂被广泛使用。那么，**它的组成、性能及临床应用又是什么样的
呢？**接下来我们就来了解一下。

（一）组成

氧化锌丁香酚水门汀粘接剂是暂时性粘接材料，可分为含油和不含油两种，均由粉
剂和液剂组成（图 2-3-51，图 2-3-52）。含油型氧化锌丁香酚水门汀粉剂组成：氧
化锌、松脂、硬脂酸锌、醋酸锌（图 2-3-53），液剂组成：丁香油、橄榄油（图 2-3-
54）；不含油型氧化锌丁香酚水门汀粉剂组成：氧化锌、氧化镁等（图 2-3-55），液剂
组成：聚丙烯酸等（图 2-3-56）。该材料可用于龋洞的暂时充填及深龋垫底，在种植义
齿修复过程中也有医生将其作为阻射剂使用。

（二）性能

影响氧化锌丁香酚水门汀凝固时间的因素包括：粉液比例（粉多液少，凝固时间
短）、粉剂粒度（粉剂粒度越大，凝固时间越快）、环境温度（环境温度越高，凝固时间
越长），其凝固时间的范围是 3~8 分钟。粘固力来源：主要是依靠机械嵌合作用。需要注
意的是，针对临床上终冠采用树脂粘接剂的情况，不建议使用含油型暂时粘接剂，这是
因为含油型暂时粘接剂对复合树脂有阻聚作用，如果在佩戴终冠时无法去净，将会影响
树脂粘接剂的固化，从而降低树脂的粘接效果。

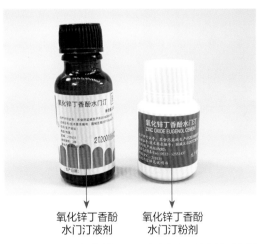

氧化锌丁香酚　　氧化锌丁香酚
水门汀液剂　　　水门汀粉剂

图 2-3-51 氧化锌丁香酚水门汀粉剂与液剂
（含油型）

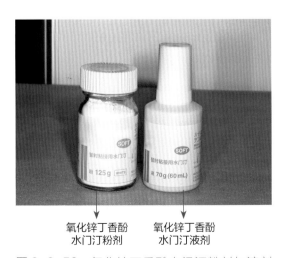

氧化锌丁香酚　　氧化锌丁香酚
水门汀粉剂　　　水门汀液剂

图 2-3-52 氧化锌丁香酚水门汀粉剂与液剂
（不含油型）

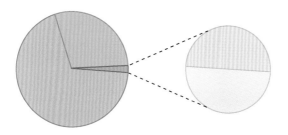

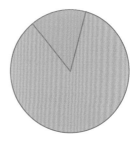

图 2-3-53　氧化锌丁香酚水门汀（含油型）粉剂成分图

图 2-3-54　氧化锌丁香酚水门汀（含油型）液剂成分图

氧化锌　松脂　硬脂酸锌　醋酸锌

丁香油　橄榄油

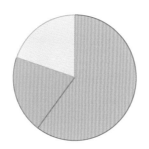

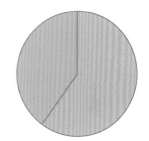

图 2-3-55　氧化锌丁香酚水门汀（不含油型）粉剂成分图

图 2-3-56　氧化锌丁香酚水门汀（不含油型）液剂成分图

氧化锌　氧化镁　其他

聚丙烯酸　其他

（三）操作技术（以含油型氧化锌丁香酚水门汀为例进行介绍）

"老师您看，怎么含油型的氧化锌丁香酚水门汀粉剂和液剂刚混合，材料就干了呢？"实习护士 I2 看着自己调拌的氧化锌丁香酚水门汀粘接材料问道（图 2-3-57，图 2-3-58）。带教老师告诉实习护士 I2，材料刚混合就干的原因可能与该材料的粉剂和液剂的特性相关：一方面氧化锌解离速度慢，粉剂在调拌时的颗粒感较前述粘接材料更为明显，可能是由于该材料粉剂的粒径较前述材料更大（图 2-3-59~图 2-3-62）；另一方面，含油型的液剂系油性组分，从溶解性能上分析，相较于前述粘接材料的液剂多为水溶性组分，而针对该粉剂的油性组分的溶解性能就相对欠佳。那么，基于氧化锌丁香酚水门汀粘接材料的性能，为了获得良好的粘接效果，我们所需要进行的标准调拌技术是什么样的呢？

【护理准备】

1. 环境准备　参照第二章第一节中"藻酸盐印模材料制取技术"之"环境准备"内容（图 2-1-15~图 2-1-18）。

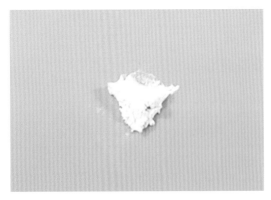

图 2-3-57 实习护士 I2 调拌的氧化锌丁香酚水门汀表面无光泽、粗糙、颗粒感明显

图 2-3-58 护士老师调拌的氧化锌丁香酚水门汀，表面有光泽、无颗粒感、呈奶油状

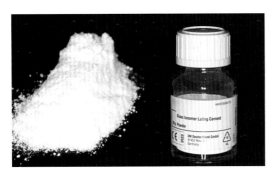

图 2-3-59 玻璃离子水门汀粉剂粒径 <10μm 的占 98.84%

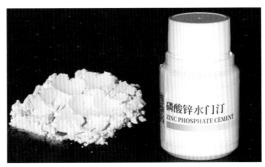

图 2-3-60 磷酸锌水门汀粉剂粒径 8~10μm

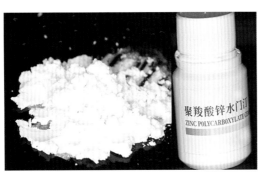

图 2-3-61 聚羧酸锌水门汀粉剂粒径 8~10μm

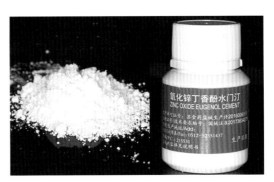

图 2-3-62 氧化锌丁香酚水门汀（含油型）粉剂粒径 12~15μm

2. 护士准备　参照第二章第一节中"藻酸盐印模材料制取技术"之"护士准备"内容（图 2-1-19~图 2-1-21）。

3. 患者准备　参照第二章第一节中"藻酸盐印模材料制取技术"之"患者准备"内容。

4. 用物准备　瓶镊罐、75% 乙醇棉球罐、纱球、氧化锌丁香酚水门汀液剂和粉剂、粘接材料调拌用物包（镊子、调拌刀、玻璃板）、氧化锌丁香酚水门汀量勺。根据使用顺序及清污分区原则将物品合理放置（图 2-3-63）。

【操作方法】

1. 操作流程

（1）评估患者：参见第二章第三节中"玻璃离子调拌技术"之"评估患者"内容。

（2）修复体试戴：参见第二章第三节中"玻璃离子调拌技术"之"修复体试戴"内容（图 2-3-16）。

（3）消毒隔湿：参见第二章第三节中"玻璃离子调拌技术"之"修复体试戴"内容。

（4）洗手：参照第二章第一节中"藻酸盐印模材料制取技术"之"操作流程"洗手内容（图 2-1-25~图 2-1-31 及视频 1）。

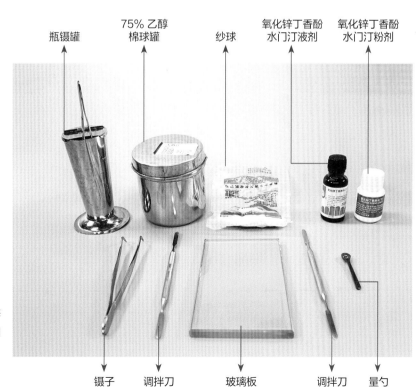

瓶镊罐　　75% 乙醇棉球罐　　纱球　　氧化锌丁香酚水门汀液剂　　氧化锌丁香酚水门汀粉剂

镊子　　调拌刀　　玻璃板　　调拌刀　　量勺

图 2-3-63　氧化锌丁香酚水门汀调拌用物准备

（5）检查及核对粘接材料调拌用物包：参见第二章第三节中"磷酸锌水门汀调拌技术"之"检查及核对粘接材料调拌用物包"内容（图2-3-35）。

（6）检查及核对材料：参见第二章第三节中"玻璃离子水门汀调拌技术"之"检查及核对材料"内容。

（7）取粉剂与液剂：参见第二章第三节中"磷酸锌水门汀调拌技术"之"取粉剂与液剂"内容（图2-3-36~图2-3-38）。

（8）粉液比例：一般为（1.5~1.8）g ∶ 0.5mL。

（9）调拌手法

1）调拌时用右手平握调拌刀，左手固定玻璃板，手指不超过玻璃板1cm，不能压在玻璃板上。

2）调拌前将粉剂平均分为3份（图2-3-64），将第一份粉剂与液剂充分调拌均匀后再逐次加入剩余粉剂，总调和时间为30~60秒。

3）将调拌刀工作端紧贴玻璃板，使调拌刀与玻璃板充分接触，用旋转折叠法将粉液允分混合调匀。

4）把材料调和至无颗粒、无气泡、性状均一、表面有光泽，呈奶油状/膏体状后，将其收拢成团即可（图2-3-65）。

一般来说，氧化锌丁香酚水门汀材料调拌技术的操作流程，与聚羧酸锌水门汀材料调拌技术的操作流程相同，具体参见第二章第三节中"聚羧酸水门汀调拌技术"之"聚羧酸锌水门汀材料调拌技术的操作流程图"内容（图2-3-50）。

2. 用物处置　参见第二章第三节中"玻璃离子水门汀调拌技术"之"用物处置"。

一般来说，氧化锌丁香酚水门汀粘接材料的调拌流程会从以下4个方面进行，下面我们通过一张护理清单来介绍该材料的操作检查要求及落实标准。

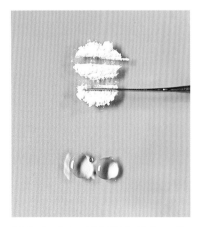
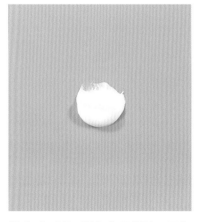

图2-3-64　粉剂平均分为三份，逐次加入液剂　　图2-3-65　调和物无颗粒、无气泡、表面有光泽，呈奶油状/膏体状

清单：氧化锌丁香酚水门汀调拌技术护理清单

医疗机构名称：＿＿＿＿＿＿＿＿＿＿＿＿＿＿＿＿＿＿＿＿＿＿＿＿＿＿＿＿＿＿＿＿＿＿＿＿＿＿

检查人员：＿＿＿＿＿＿＿＿＿＿＿＿＿＿＿＿＿　检查日期：＿＿＿＿＿＿＿＿＿＿＿＿＿＿＿＿＿＿

检查要求	落实标准	检查结果
护理评估	1. 患者期望值及心理状况	□是　□否
	2. 告知患者潜在风险	□是　□否
	3. 告知患者术前相关注意事项	□是　□否
	4. 口腔卫生指导,告知患者术前需视口腔卫生情况进行全口洁治	□是　□否
护理准备	1. 环境准备　诊室环境安全、整洁有序,操作台面干净整洁	□是　□否
	2. 护士准备　着装整齐、整洁,核对洗手液有效期,七步洗手法洗手,戴口罩	□是　□否
	3. 患者准备　调整椅位、向患者解释操作目的及注意事项	□是　□否
	4. 用物准备齐全	□是　□否
操作方法	1. 修复体试戴	□是　□否
	2. 消毒隔湿	□是　□否
	3. 检查及核对粘接材料调拌用物包	□是　□否
	4. 检查及核对材料　核对材料与医嘱所需的材料是否一致	□是　□否
	5. 取粉剂与液剂　粉液比例一般为(1.5~1.8)g ∶ 0.5mL	□是　□否
	6. 调拌手法　调拌时用左手拇指与示指固定玻璃板,右手平握调拌刀,用旋转推开法将材料调拌均匀	□是　□否
	7. 检查材料是否调拌至粘接性状	□是　□否
用物处置	操作结束后,用75%乙醇清洗消毒调拌刀及调拌玻璃板,并用无菌纱球擦拭干净备用,将材料放回原处,摆放整齐	□是　□否

五、树脂水门汀调拌技术

"老师，这是什么材料呢？" 实习护士 J2 看到护士老师从一个套盒中拿出一些材料，正在配合医生进行修复体粘接。带教老师告诉实习护士 J2，这就是我们在介绍含油型氧化锌丁香酚水门汀性能时提到过的树脂粘接剂（**图 2-3-66**），它是临床常用的一种永久粘接材料。**那么，树脂水门汀究竟是一种什么样的粘接材料呢？** 带着这个问题，让我们一起来了解树脂水门汀的组成、性能及应用。

（一）组成

树脂水门汀是一类粘接性能优于传统无机水门汀的复合材料。其主要成分为：树脂基质、增强填料剂和引发剂，其剂型有粉液型和双糊剂型两种，下面将以双糊剂型为例进行介绍。双糊剂型树脂水门汀由基质糊剂和催化糊剂组成，基质糊剂的成分包括：树脂基质、稀释剂、粘接性单体、增强填料、促进剂、阻聚剂（**图 2-3-67**）；催化糊剂的成分包括：树脂基质、稀释剂、无机填料、引发剂（如过氧化二苯甲酰）、光引发剂（如樟脑醌）、阻聚剂（**图 2-3-68**）。该材料用于各类修复体的永久粘接，在固位较差、需提高抗破碎性能的修复体粘接时，应用较为广泛。

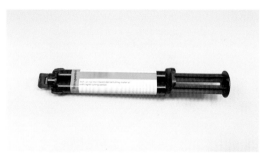

图 2-3-66 树脂水门汀
（双糊剂型）

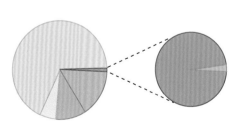

图例：■ 树脂基质　■ 稀释剂　□ 粘接性单体
□ 增强填料　■ 促进剂　■ 阻聚剂

图 2-3-67 双糊剂型树脂水门汀基质糊剂成分图

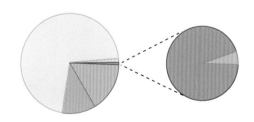

图例：■ 树脂基质　■ 稀释剂　□ 无机填料
□ 引发剂　■ 光引发剂　■ 阻聚剂

图 2-3-68 双糊剂型树脂水门汀催化糊剂成分图

（二）性能

树脂水门汀固化方式分为化学固化及光固化。化学固化时间为 2~10 分钟；光固化时间较短，一般照射时间为 20 秒左右，照射深度不少于 1.5mm，操控性好。树脂水门汀的粘接力度、压缩强度、弯曲强度及韧性均优于传统水门汀，粘接力来源：机械嵌合作用及化学结合作用。

（三）操作技术

通过对树脂水门汀组成及性能的学习，我们知道树脂水门汀完全是另一种粘接材料。目前市面在售的树脂水门汀种类很多，其调拌方法也可能因生产厂商不同而不同，临床使用时应严格遵照相对应的产品使用说明书进行操作。

【护理准备】

1. 环境准备 参照第二章第一节中"藻酸盐印模材料制取技术"之"环境准备"内容（图 2-1-15~图 2-1-18）。

2. 护士准备 参照第二章第一节中"藻酸盐印模材料制取技术"之"护士准备"内容（图 2-1-19~图 2-1-21）。

3. 患者准备 参照第二章第一节中"藻酸盐印模材料制取技术"之"患者准备"内容。

4. 用物准备 瓶镊罐、75% 乙醇棉球罐、纱球、树脂粘接剂套装、树脂调拌刀。根据使用顺序及清污分区原则将物品合理放置（图 2-3-69）。

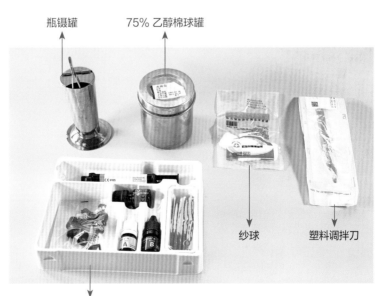

瓶镊罐　　　　75% 乙醇棉球罐

纱球　　　塑料调拌刀

图 2-3-69 树脂粘接剂调拌用物准备

树脂粘接剂套装

【操作方法】

1. 操作流程

（1）评估患者：参见第二章第三节中"玻璃离子调拌技术"之"评估患者"内容。

（2）修复体试戴：参见第二章第三节中"玻璃离子调拌技术"之"修复体试戴"内容（图2-3-16）。

（3）消毒隔湿：参见第二章第三节中"玻璃离子调拌技术"之"消毒隔湿"内容。

（4）洗手：参照第二章第一节中"藻酸盐印模材料制取技术"之"操作流程"洗手内容（图2-1-25~图2-1-31及视频1）。

（5）检查及核对粘接材料调拌用物：参见第二章第三节中"磷酸锌水门汀调拌技术"之"检查及核对粘接材料调拌用物"内容（图2-3-35）。

（6）检查及核对材料：参见第二章第三节中"玻璃离子水门汀调拌技术"之"检查及核对材料"内容。

（7）修复体及基台的处理

1）修复体：将处理剂均匀涂布于修复体组织面，待反应60秒后吹干。

2）基台：将自酸蚀固化粘接剂（A液+B液）按1：1比例混合均匀，反复涂擦基台30秒后冲洗吹干。

（8）混合方式：分为手动混合和自动混合。

1）手动混合：①取基质糊剂和催化糊剂：打开管盖，根据需要的用量分别取出后，放于调和板适当位置（图2-3-70）；②调拌手法：调拌时用左手固定调和板，手指不超过调和板1cm，不能压在调和板上。右手平握调拌刀，让调拌刀工作端紧贴调和板，使调拌刀与调和板充分接触，用旋转折叠法或"8"字调拌法将双组分材料充分混合调匀。调和物应性状均一、无气泡、表面有光泽，有一定流动性，再将调和物用调拌刀收拢成团状（图2-3-71）。

2）自动混合：将自动搅拌头安装于树脂材料管上，推动活塞，将材料适量注射于修复体组织面即可（图2-3-72，图2-3-73）。

一般来说，树脂水门汀材料调拌技术的操作流程，可以归纳为以下6个步骤，这里我们可以用一张流程图来详细解释（图2-3-74）。

2. 用物处置

（1）操作结束后用75%乙醇清洗消毒调拌刀，并用无菌纱球擦拭干净备用，将材料放回原处，摆放整齐。一次性用物根据医疗垃圾分类及其处置原则，进行相应的用物处置。

（2）过氧化氢、碳酸氢钠等会影响树脂水门汀的充分固化，故使用树脂水门汀粘接修复体时应当避免使用此类材料冲洗、消毒等，以免影响粘接性能。

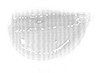

图 2-3-70 根据需要，取适量基质糊剂（左）和催化糊剂（右）放置于调和板中间位置

图 2-3-71 树脂粘接剂的调和物应性状均一、无气泡、表面有光泽，有一定流动性

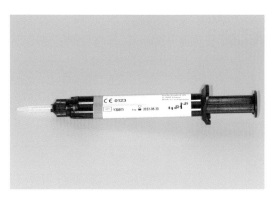
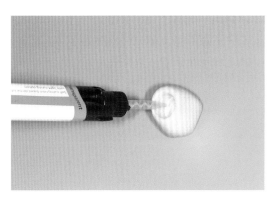

图 2-3-72 连接好自动搅拌头

图 2-3-73 将材料适量注射于修复体组织面

一般来说，树脂水门汀粘接材料的调拌流程会从以下 4 个方面进行，下面我们通过一张护理清单来介绍该材料的操作检查要求及落实标准。

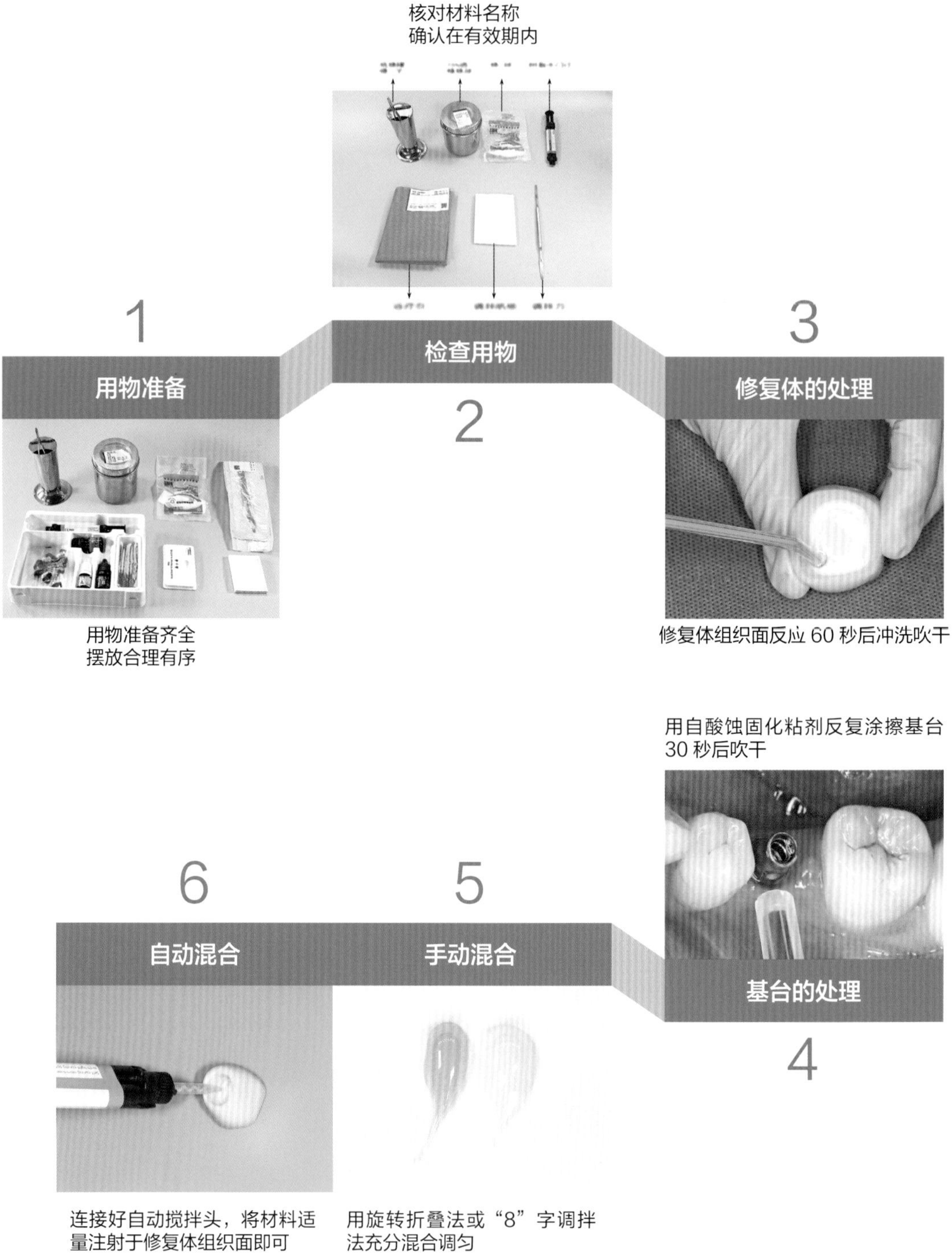

核对材料名称
确认在有效期内

1 用物准备
用物准备齐全
摆放合理有序

检查用物
2

3 修复体的处理
修复体组织面反应 60 秒后冲洗吹干

用自酸蚀固化粘剂反复涂擦基台
30 秒后吹干

基台的处理
4

6 自动混合
连接好自动搅拌头,将材料适
量注射于修复体组织面即可

5 手动混合
用旋转折叠法或"8"字调拌
法充分混合调匀

图 2-3-74　树脂水门汀调拌技术的操作流程图

医疗机构名称：_____

检查人员：_____   检查日期：_____

检查要求	落实标准	检查结果

护理评估
1. 患者期望值及心理状况　　　　　　　　　　　　　　　　□是　□否
2. 告知患者潜在风险　　　　　　　　　　　　　　　　　　□是　□否
3. 告知患者术前相关注意事项　　　　　　　　　　　　　　□是　□否
4. 口腔卫生指导,告知患者术前需视口腔卫生情况进行全　　□是　□否
   口洁治

护理准备
1. 环境准备　诊室环境安全、整洁有序,操作台面干净整洁　□是　□否
2. 护士准备　着装整齐、整洁,核对洗手液有效期,七步洗　□是　□否
   手法洗手,戴口罩
3. 患者准备　调整椅位、向患者解释操作目的及注意事项　□是　□否
4. 用物准备齐全　　　　　　　　　　　　　　　　　　　　□是　□否

操作方法
1. 修复体试戴　　　　　　　　　　　　　　　　　　　　　□是　□否
2. 消毒隔湿　　　　　　　　　　　　　　　　　　　　　　□是　□否
3. 检查及核对粘接材料调拌用物包　　　　　　　　　　　　□是　□否
4. 检查及核对材料　核对材料与医嘱所需的材料是否一致　□是　□否
5. 修复体及基台的处理　①消毒并吹干修复体;②处理基　□是　□否
   台表面
6. 调拌材料　　　　　　　　　　　　　　　　　　　　　　□是　□否

用物处置
操作结束后用75%乙醇清洗消毒调拌刀,并用无菌纱球擦　□是　□否
拭干净备用,将材料放回原处,摆放整齐

本节中，我们对种植常用粘接材料的组成、性能及临床应用等知识做了介绍，为方便对比，将其总结如下（表2-3-2）：

表2-3-2　常用粘接材料的组成、性能及临床应用

常用粘接材料	组成	性能	临床应用
玻璃离子水门汀	1. 粉剂:二氧化硅、氧化铝、氟化铝、氟化钙、氟化钠、磷酸铝 2. 液剂:聚丙烯酸水溶液或丙烯酸与衣康酸或马来酸共聚物水溶液	1. 凝固时间为2~6分钟 2. 刺激性小 3. 粘接力来源:机械嵌合作用及化学结合作用	1. 修复体永久粘接 2. 其他:衬层垫底
磷酸锌水门汀	1. 粉剂:氧化锌、氧化镁、二氧化硅、氧化铋 2. 液剂:正磷酸、氧化铝、氧化锌、水	1. 凝固时间为2~5分钟 2. 刺激性大 3. 粘固力来源:机械嵌合作用	1. 修复体粘固 2. 其他:暂时充填、直接垫底及间接垫底
聚羧酸锌水门汀	1. 粉剂:氧化锌、氧化镁、氟化钙、氟化亚锡、氟化铝 2. 液剂:聚丙烯酸和去离子水	1. 凝固时间为2~6分钟 2. 刺激性小 3. 粘接力来源:机械嵌合作用及化学结合作用	冠及桥体粘接
氧化锌丁香酚水门汀（以含油型为例）	1. 粉剂:氧化锌、松脂、硬脂酸锌、醋酸锌 2. 液剂:丁香油、橄榄油	1. 凝固时间为3~8分钟 2. 刺激性小 3. 粘固力来源:机械嵌合作用	1. 修复体暂时粘固 2. 其他:龋洞的暂时充填、深龋垫底,有时医生将其作为阻射剂使用
树脂水门汀（以双糊剂型为例）	1. 树脂基质 2. 增强填料剂 3. 引发剂	1. 化学固化时间为2~10分钟,光固化照射时间为20秒左右,照射深度不少于1.5mm 2. 刺激性小 3. 粘接力来源:机械嵌合作用及化学结合作用	1. 修复体永久粘接 2. 其他:在固位较差、需提高抗破碎性能的修复体粘接时,应用较为广泛

第四节
涂布粘接剂

上一节我们学习了常用粘接材料调拌技术等相关知识，粘接材料调拌成功后，我们还需涂布粘接材料。**那么应该如何涂布呢？**本节中，我们将继续为大家进行介绍。

（一）粘接剂涂布的量

众所周知，粘接材料在口内粘接修复体时容易发生残留，从而导致种植体周炎等并发症。为了减少粘接剂的残留，临床中常会采用适当减少粘接材料涂布的量或者制作个性化粘接代型等方法加以解决。那么粘接材料在口内粘接修复体时，**我们应该怎么做，才能减少粘接材料的残留呢？**首先，我们来看这样一组图片（图2-4-1，图2-4-2）。

通过图2-4-1和图2-4-2的对比，我们可以看到，适当减少粘接材料涂布的量可以有效地降低材料的溢出。**那么除了适当减少粘接材料涂布的量外，我们还可以怎么做呢？**

（二）粘接剂涂布的位置

将适量的粘接材料涂布于修复体组织面，侧重涂布于接近修复体边缘部位，可以减少材料的溢出，增加修复体的边缘适合性（图2-4-3，图2-4-4）。

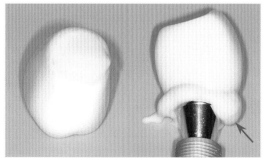

图2-4-1 粘接材料注满修复体组织面，就位后有大量粘接材料溢出（红色箭头示）

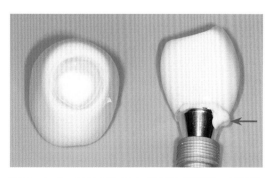

图2-4-2 粘接材料注入修复体组织面，其量不超过修复体组织面体积的1/2，就位后有少量粘接材料溢出（红色箭头示）

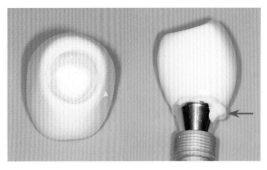

图 2-4-3　将适量的粘接材料均匀涂布于修复体组织面，有粘接材料溢出（红色箭头示）

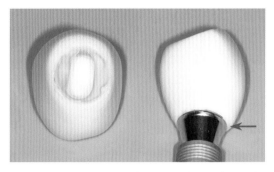

图 2-4-4　将适量的粘接材料涂布于修复体组织面，侧重涂布于接近修复体边缘部位，可减少材料的溢出（红色箭头示）

（三）其他方法

1. 粘接代型　粘接修复体时为了减少粘接材料残留，临床中常常会制作个性化粘接代型，将粘接代型插入修复体组织面，去除多余的粘接材料（图 2-4-5，图 2-4-6），粘接代型与修复体组织面应当留有适当的空间（一般为 20~40μm），以保证粘接材料的薄膜厚度。

2. 排溢孔　排溢孔是在修复体的咬合面或者舌侧开一个直径大小适宜的孔洞，修复体就位时利于粘接材料从排溢孔流出，以去除多余的粘接材料（图 2-4-7，图 2-4-8）。

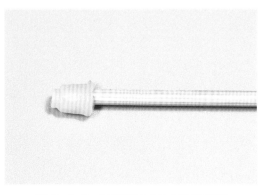

图 2-4-5　制作好的个性化粘接代型

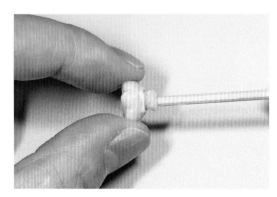

图 2-4-6　个性化粘接代型插入修复体组织面，去除多余粘接材料

2

第二章　牙种植护理常用操作技术

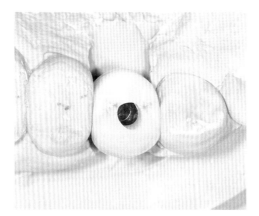 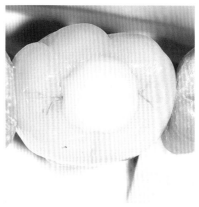

图 2-4-7　咬合面排溢孔　　　　图 2-4-8　粘接材料从排溢孔流出

临床上，患者在没有完成最终修复时，或当患者有美学需求时，医生会如何处理呢？首先，我们来看这样一个病例。

患者 A2 的 12 缺失，于种植二期术后 1 周就诊，患者提出："还是没有牙，不美观，希望医生加以解决"。这时医生告诉患者可以制作一个种植暂冠以满足患者的美观需求（图 2-5-1）。

那么什么是种植暂冠呢？它除了让前牙缺失的患者恢复美观外，还有哪些作用呢？种植暂冠是指向最终修复体过渡时，按照最终修复体所具有的功能、形态，从软组织、咬合关系、生理解剖关系、美学要求等各个方面进行观察后制作出来的个性化暂时修复体。其功能包括：维持缺牙间隙现状、恢复美观功能、稳定咬合关系、帮助患者恢复发音功能，其对最终修复体的美学性、清洁性以及咬合关系具有重要参考意义。那么，**种植暂冠是由什么材料制作而成的呢？这些材料由什么组成？又有什么性能？在临床中的应用有哪些呢？**

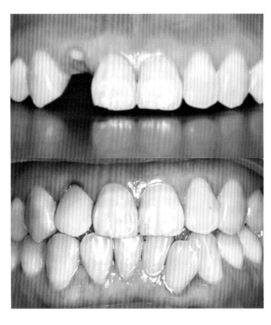

图 2-5-1 种植暂冠试戴前后对比，戴入暂冠后患者的美观需求得到满足

（一）组成

1. 树脂牙（图2-5-2） 树脂牙包括丙烯酸酯类树脂牙、复合树脂牙和工程树脂牙三大类。可用于牙列缺损、牙列缺失的修复，以恢复天然牙冠的外形和功能。主要用于制作前牙、特型牙。

2. 复合树脂材料 临床应用最为广泛的是混合填料复合树脂（图2-5-3），其组成：大颗粒填料 0.1~10.0μm、超微填料 4~70nm、树脂基质（图2-5-4）。可用于牙冠、嵌体及金属修复体的饰面等。

（二）性能

1. 树脂牙 密度小，膨胀系数大，弹性模量低，硬度低，韧性好，耐磨性差。

2. 混合填料复合树脂材料 无机填料含量大，力学性能好，聚合收缩小。

（三）操作技术

首先我们来看一组图片（图2-5-5，图2-5-6）。

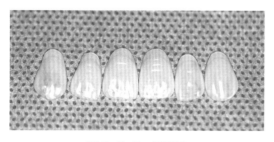

图 2-5-2　树脂牙

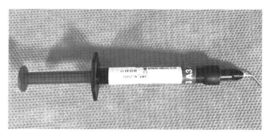

图 2-5-3　复合树脂材料

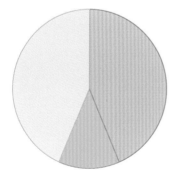

- □ 大颗粒填料0.1~10.0μm
- ▨ 超微填料4~70nm
- □ 树脂基质

图 2-5-4　混合填料复合树脂材料的组成

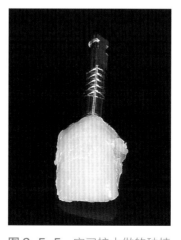

图 2-5-5　实习护士做的种植暂冠外形粗糙，美观效果差

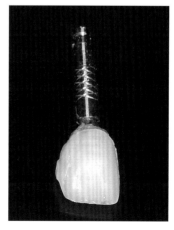

图 2-5-6　护士老师做的种植暂冠外形细腻，美观效果较好

通过图片对比，我们可以直观地看到两者差距明显。**那么，种植暂冠制作技术是什么样的呢？**

【护理准备】

1. 环境准备　参照第二章第一节中"藻酸盐印模材料制取技术"之"环境准备"内容（图2-1-15～图2-1-18）。

2. 护士准备　参照第二章第一节中"藻酸盐印模材料制取技术"之"护士准备"内容（图2-1-19～图2-1-21）。

3. 用物准备　模型、临时基台、棉球、相应种植系统的螺丝刀（以下简称"螺丝刀"）、光固化灯、树脂牙面、砂石针（如小磨头、柱形石）、抛光轮、树脂材料、瓷粉充填器、蜡刀、镊子、牙科手机（图2-5-7）。

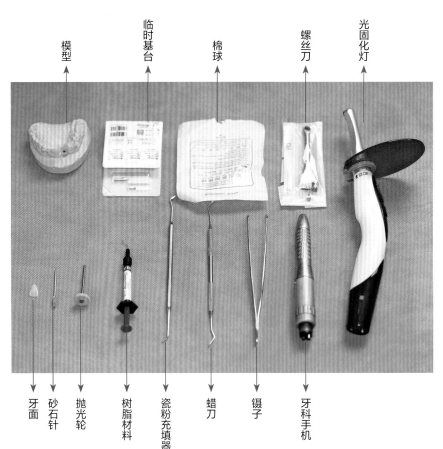

图2-5-7　种植暂冠用物准备

【操作方法】

1. 操作流程

（1）修整模型：参见第二章第二节中"种植模型灌注技术"之"修整模型"内容。

（2）准备临时基台

1）安装临时基台：将临时基台安装于种植体替代体上，并用螺丝刀拧紧中央螺丝（图2-5-8）。

2）检查并修整临时基台：临时基台就位后，用手轻轻摇晃临时基台，以检查其与种植体替代体连接的紧密性及牢固性，根据患者咬合关系等综合因素调改临时基台形态（图2-5-9）。

3）充填基台孔：用少量干棉球充填基台孔，避免制作过程中树脂材料流入基台孔将其封闭（图2-5-10）。

（3）准备树脂牙面：前牙暂冠制作时，需选择形状及大小相对合适的树脂牙面，并参考工作牙位间隙大小、颈缘形态及对侧同名牙形态等综合因素对树脂牙面进行修整（图2-5-11，图2-5-12）。

（4）制作方法：将树脂堆砌于临时基台唇侧、舌侧及邻面，树脂牙面排列于临时基台唇侧，用小蜡刀去除多余材料并对树脂材料初步塑形，光固化灯对材料进行光照固化，光照时间20秒，照射深度1.5mm。初步成形后，检查其颈缘形态、牙冠大小、邻接关系等是否合适，并根据检查结果逐一调改（图2-5-13~图2-5-15）。

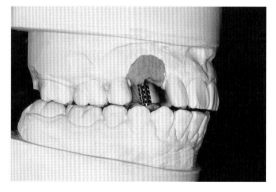

图2-5-8 临时基台安装于模型上，并做适当调改

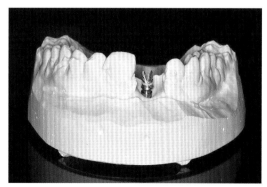

图2-5-9 根据患者咬合关系等综合因素调改临时基台形态

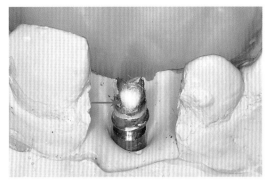

图 2-5-10 干棉球充填基台孔（红色箭头示）

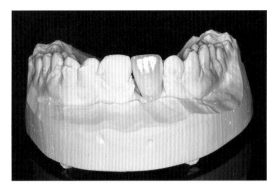

图 2-5-11 根据缺失的牙位选择适宜的树脂牙面

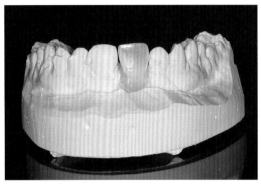

图 2-5-12 修整完成的树脂牙面与对侧同名牙相似

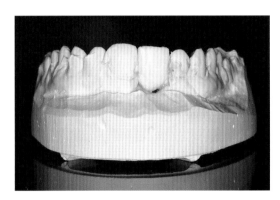

图 2-5-13 种植暂冠初步成形，与 21 较为相似，颈缘粗糙

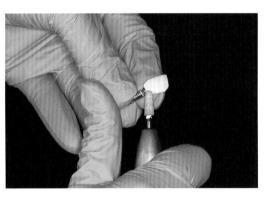

图 2-5-14 根据颈缘形态、牙冠大小、邻接关系等逐一调改

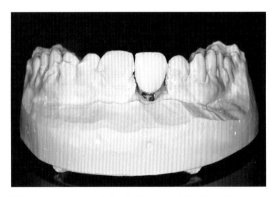

图 2-5-15 调改完成后的种植暂冠外形与 21 相似，颈缘光滑

一般来说，种植暂冠制作技术的操作流程可以归纳为以下 8 个步骤，这里我们用一张流程图来详细解释（图 2-5-16）。

2．用物处置

（1）螺丝刀、砂石针及牙科手机需要椅旁预处理后，送至供应室消毒灭菌。

（2）治疗车台面用消毒湿纸巾或者乙醇棉球等擦拭。

（3）用物放回原位摆放整齐，一次性用物分类处理。

一般来说，种植暂冠的制作流程会从以下 4 个方面进行，下面我们通过一张护理清单来介绍种植暂冠制作技术的操作检查要求及落实标准。

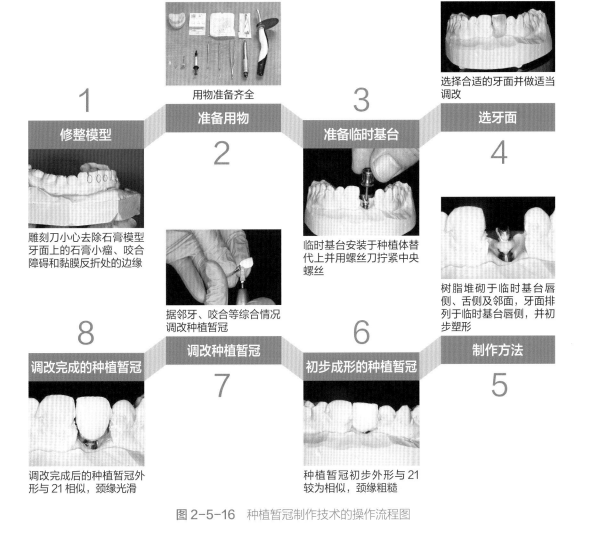

用物准备齐全

1
修整模型

2
准备用物

3
准备临时基台

选择合适的牙面并做适当调改

4
选牙面

雕刻刀小心去除石膏模型牙面上的石膏小瘤、咬合障碍和黏膜反折处的边缘

临时基台安装于种植体替代上并用螺丝刀拧紧中央螺丝

树脂堆砌于临时基台唇侧、舌侧及邻面，牙面排列于临时基台唇侧，并初步塑形

8
调改完成的种植暂冠

据邻牙、咬合等综合情况调改种植暂冠

7
调改种植暂冠

6
初步成形的种植暂冠

制作方法

5

调改完成后的种植暂冠外形与 21 相似，颈缘光滑

种植暂冠初步外形与 21 较为相似，颈缘粗糙

图 2-5-16　种植暂冠制作技术的操作流程图

医疗机构名称：_____

检查人员：_____　　检查日期：_____

检查要求	落实标准	检查结果
护理评估	1. 患者期望值及心理状况	□是　□否
	2. 告知患者潜在风险	□是　□否
	3. 告知患者术前相关注意事项	□是　□否
	4. 口腔卫生指导,告知患者术前需进行全口洁治	□是　□否
护理准备	1. 环境准备　诊室环境安全、整洁有序,操作台面干净整洁	□是　□否
	2. 护士准备　着装整齐、整洁,核对洗手液有效期,七步洗手法洗手,戴口罩	□是　□否
	3. 患者准备　调整椅位、向患者解释操作目的及注意事项	□是　□否
	4. 用物准备齐全	□是　□否
操作方法	1. 修整模型	□是　□否
	2. 准备临时基台,安装临时基台,检查临时基台就位情况,充填基台孔	□是　□否
	3. 准备树脂牙面　前牙暂时冠制作时,需选择形状及大小相对合适的树脂牙面,并参考工作牙位间隙大小、颈缘形态及邻牙形态等综合因素对树脂牙面进行修整	□是　□否
	4. 制作方法　树脂堆砌于临时基台唇侧、舌侧及邻面,树脂牙面排列于临时基台唇侧,用小蜡刀初步成形后安装回模型中,检查其颈缘形态、牙冠大小、邻接关系等是否合适,并根据检查结果逐一调改	□是　□否
用物处置	1. 螺丝刀、砂石针及牙科手机　螺丝刀、砂石针及牙科手机需要椅旁预处理,并送至供应室消毒灭菌	□是　□否
	2. 治疗车台面　用消毒湿纸巾或者乙醇棉球等擦拭治疗车台面,用物放回原位摆放整齐,一次性用物分类处理	□是　□否

第六节
人工牙龈
制取技术

"老师，这个模型不是已经制取好了吗？为什么还要往里面注入材料啊？"实习护士K2 疑惑道，护士老师告诉她这是在制取人工牙龈（图 2-6-1）。

"那么，什么是'人工牙龈'？什么又是'人工牙龈制取技术'呢？"人工牙龈是一种具有牙龈色泽的软质的硅橡胶。人工牙龈制取技术，是将人工牙龈材料调和后堆砌在印模上待其凝固后，灌注石膏模型，将患者口内软组织形态准确复制的过程。

【操作技术】

人工牙龈材料根据其调和方式可分为两种：枪混型人工牙龈（图 2-6-2）和手调型人工牙龈。本文将以临床常用的枪混型人工牙龈为例进行介绍。

【护理准备】

1. 环境准备 参照第二章第一节中"藻酸盐印模材料制取技术"之"环境准备"内容（图 2-1-15~图 2-1-18）。

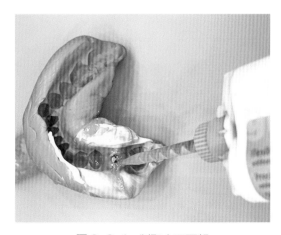

图 2-6-1 制取人工牙龈

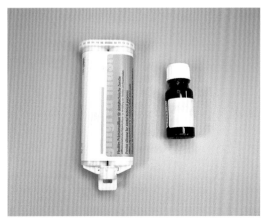

图 2-6-2 枪混型人工牙龈材料（左）及配合使用的分离剂（右）

2. 护士准备　参照第二章第一节中"藻酸盐印模材料制取技术"之"护士准备"内容（图 2-1-19~图 2-1-21）。

3. 用物准备　清水、分离剂、棉签、混合头、人工牙龈材料、牙龈注射枪、螺丝刀、种植体替代体、印模、转移体、一次性手术刀（图 2-6-3）。

【操作方法】

1. 操作流程

（1）安装种植体替代体：将适配的种植体替代体插入阴模中，配合螺丝刀与转移体连接在一起，并检查种植体替代体与转移体连接是否紧密，有无松动。确认两者连接紧密、无松动后，方可进行下一步操作（图 2-6-4~图 2-6-6）。

（2）均匀涂布分离剂：将分离剂均匀涂布于转移体周围、种植体替代体与转移体连接处，涂布范围以包围种植体替代体 2mm 高度为宜，过高容易影响种植体替代体在石膏模型中的稳定和固位，过低则达不到分离效果。待分离剂成膜后，轻轻吹掉多余材料即可。

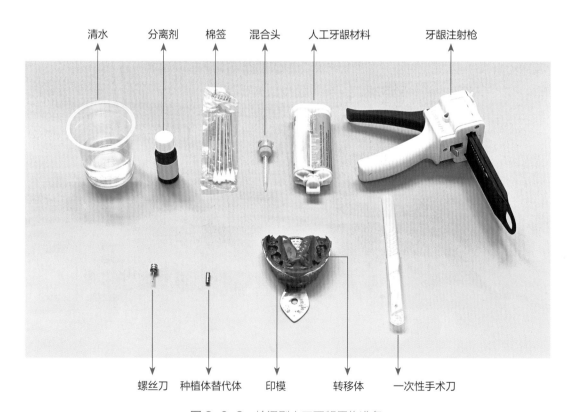

清水　分离剂　棉签　混合头　人工牙龈材料　牙龈注射枪

螺丝刀　种植体替代体　印模　转移体　一次性手术刀

图 2-6-3　枪混型人工牙龈用物准备

134

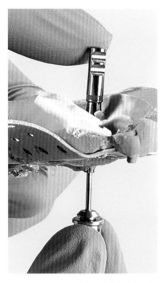 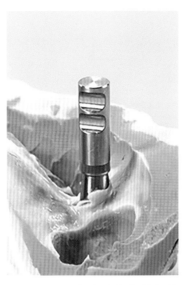 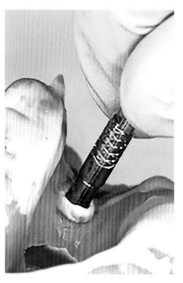

图 2-6-4　连接种植体替代
体，用螺丝刀拧紧中央螺丝

图 2-6-5　完成种植体替代体
连接

图 2-6-6　用手轻摇种植体替代
体，确认连接紧密、稳固

（3）准备人工牙龈材料：参照第二章第一节"手混硅橡胶印模材料制取技术"之
"操作流程"的"正确安装轻体于轻体注射枪"内容（图 2-1-93~图 2-1-97）。

（4）充填人工牙龈材料（图 2-6-7~图 2-6-10）。

（5）人工牙龈材料充填范围

1）充填高度：人工牙龈材料充填高度包围种植体替代体至少 2mm（图 2-6-11）。
人工牙龈材料充填过高会影响种植体替代体在石膏模型中的固位，过低则无参考意义
（图 2-6-12，图 2-6-13）。

2）近中及远中向充填范围：人工牙龈材料不可覆盖邻牙软组织或充填至邻牙区（避
免影响邻牙的石膏灌注），如注入则需去除后重新制作（图 2-6-14）。

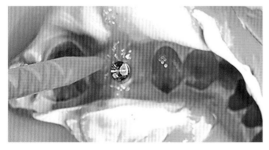 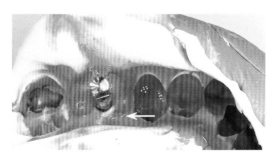

图 2-6-7　从印模的一侧（颊侧至舌侧，舌侧至
颊侧均可）开始充填牙龈材料

图 2-6-8　材料从对侧溢出（黄色箭头示）

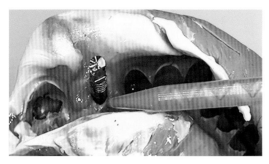

图 2-6-9　再从对侧注入人工牙龈材料

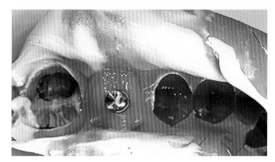

图 2-6-10　充填完成的人工牙龈（阴模）

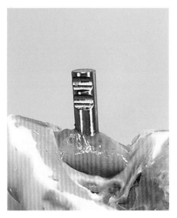

图 2-6-11　人工牙龈材料充填高度为包围种植体替代体至少2mm

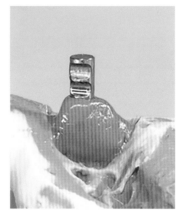

图 2-6-12　人工牙龈材料充填过高会影响种植体替代体在石膏模型中的固位

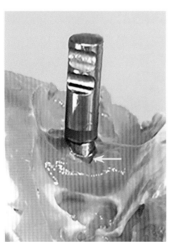

图 2-6-13　人工牙龈材料充填过低，未将种植体替代体包绕住（黄色箭头示）

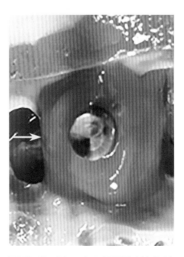

图 2-6-14　人工牙龈材料充填至邻牙区（黄色箭头示），会影响邻牙的石膏灌注

3）充填厚度：充填人工牙龈材料要有一定的厚度，太薄的人工牙龈在反复取戴过程中容易破裂（图2-6-15）。

（6）修整牙龈初步形态（图2-6-16，图2-6-17）。

（7）修整牙龈最终形态（图2-6-18~图2-6-20）。

（8）模型灌注：完成人工牙龈形态的修整，待硬化后，方可灌注模型（图2-6-21）。模型灌注方法参见第二章第二节中"种植模型的灌注技术"内容。

一般来说，种植人工牙龈制作技术的操作流程可以归纳为以下7个步骤，这里我们用一张流程图来详细解释（图2-6-22）。

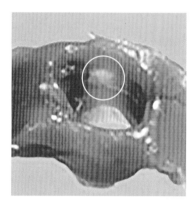

图2-6-15 人工牙龈材料太薄，在反复取戴过程中容易破裂（黄圈示）

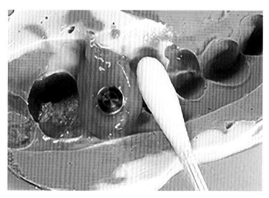

图2-6-16 清水浸湿棉签，轻轻按压人工牙龈排气并塑形

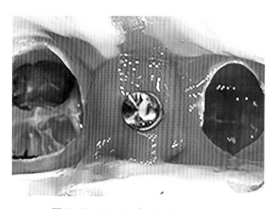

图2-6-17 初步成形的人工牙龈

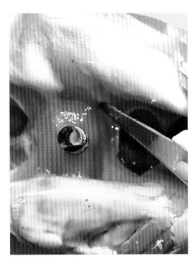

图 2-6-18　一次性手术刀片修整
人工牙龈形态

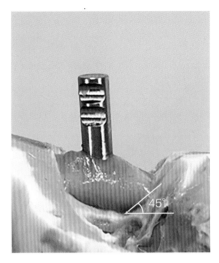

图 2-6-19　用尖刀片修整边缘，在唇
舌向边缘形成 45°斜面，增加人工牙龈
的稳定性，切削近远中面，形成上窄下
宽的外形，以利于人工牙龈的取戴

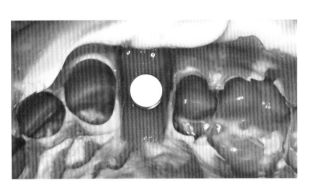

图 2-6-20　修整完成的人工牙龈

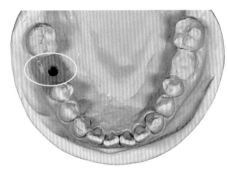

图 2-6-21　人工牙龈在模型灌注后的形
态（黄圈示）

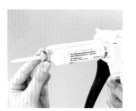

处理剂均匀涂布于修复体组织面反应 60 秒三用枪冲洗吹干

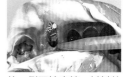

从一侧开始充填，材料从对侧溢出再从对侧注入牙龈材料

1 链接种植体替代体

准备人工牙龈材料

2

3 分离剂涂布

充填人工牙龈材料

4

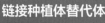

连接植体替代体，用螺丝刀拧紧中央螺丝

将分离剂均匀涂布于转移体周围、种植体替代体与转移体连接处，涂布范围以包围种植体替代体至少 2mm 高度为宜

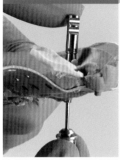

充填高度为包围种植体替代体至少 2mm；近远中向充填范围不可覆盖邻牙软组织或充填至邻牙区

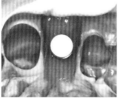

用湿棉签轻压排气并塑形

修整完成的人工牙龈

6 修整牙龈最终形态

修整牙龈初步形态

7

5

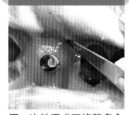

用一次性手术刀修整多余材料

图 2-6-22　种植人工牙龈制作技术的操作流程图（枪混型）

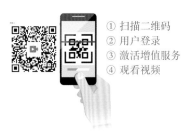

① 扫描二维码
② 用户登录
③ 激活增值服务
④ 观看视频

视频 10 人工牙龈材料制取技术
（枪混型）

2. 用物处置 将人工牙龈材料管从注射枪上取下，再取下管口自动混合头，用专用盖盖好管口并锁紧，防止材料暴露在空气中。用物放回原处，摆放整齐，一次性用物分类处理。

一般来说，种植人工牙龈制作的流程会从以下 4 个方面进行，下面我们通过一张护理清单来介绍种植人工牙龈制作的操作检查要求及落实标准。

医疗机构名称：_____

检查人员：_____ 检查日期：_____

检查要求	落实标准	检查结果
护理准备	1. 环境准备　诊室环境安全、整洁有序,操作台面干净整洁	□是　□否
	2. 护士准备　着装整齐、整洁,核对洗手液有效期,七步洗手法洗手,戴口罩	□是　□否
	3. 患者准备　调整椅位、向患者解释操作目的及注意事项	□是　□否
	4. 用物准备齐全	□是　□否
操作方法	1. 模型预处理　检查阴模是否清晰准确,有无气泡、小瘤等;用流动水冲掉阴模上的唾液及血迹,并用气枪将阴模表面的水吹干	□是　□否
	2. 检查消毒剂　检查消毒剂瓶身有无破损、性状有无改变;检查消毒剂是否在有效期内	□是　□否
	3. 模型消毒　将消毒剂均匀喷洒在阴模上后静置	□是　□否
	4. 安装种植体替代体　检查种植体替代体与转移体连接是否紧密、有无松动	□是　□否
	5. 涂布分离剂　将分离剂均匀涂布于转移体周围、种植体替代体与转移体连接处,涂布范围以包围种植体替代体2mm高度为宜	□是　□否
	6. 准备人工牙龈材料	□是　□否
	7. 充填人工牙龈材料　待分离剂干燥成膜后,才可注射人工牙龈材料	□是　□否
	8. 人工牙龈材料充填范围　近远中向充填范围不可覆盖邻牙软组织或充填至邻牙区,高度为包围种植体替代体至少2mm,注意边缘处应形成一定的厚度	□是　□否
	9. 修整牙龈最终形态	□是　□否
	10. 模型灌注	□是　□否
用物处置	1. 将人工牙龈材料管从注射枪上取下,取下管口自动混合头,用专用盖盖好管口并锁紧,防止材料暴露在空气中	□是　□否
	2. 用物放回原位,摆放整齐,一次性用物分类处理,如一次性手术刀放入锐器盒内	□是　□否

3

CHECKLIST

FOR INTEGRATED HEALTHCARE
IN ORAL IMPLANTOLOGY

在经济条件允许的情况下，种植义齿因其舒适、固位性好、不损伤邻牙等特点已逐渐成为缺牙的首选修复方式。在牙种植治疗中，种植医生无疑是团队的核心，但医护间的精准配合也是不可或缺的部分。**那么，牙种植治疗的护理程序是怎样的呢？护士又应该如何与医生进行有效的配合呢？**在本章中，我们将结合临床工作为大家详细介绍牙种植治疗的护理程序。

第三章

牙种植治疗的
护理配合

✔ 第一节
牙种植治疗概述

在进一步了解牙种植治疗的护理程序之前，我们需要先了解什么是种植义齿？天然牙会因为各种各样的原因缺失，牙缺失后除常规义齿修复外，选择牙种植修复的患者也逐渐增加。种植义齿是一种以植入牙槽骨内的下部结构为基础，支持并固位上部结构的缺牙修复方式。

一、种植义齿的基本组成及结构

种植义齿与天然牙结构十分相似（图3-1-1），天然牙由牙冠和牙根两部分构成，**那么种植义齿的结构又是什么样的呢？** 目前，国内外已有多种多样的牙种植系统，不同种植系统在形态、结构及组成等方面均有所不同，部分结构尚无统一的名称。常用的种植系统包括以下3个主要组成部分：种植体、基台和上部结构。

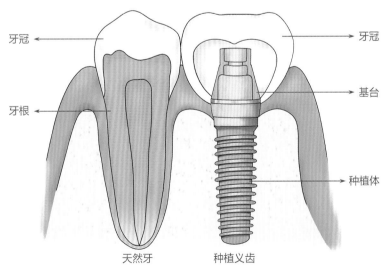

牙冠 — 牙冠

牙根 — 基台

— 种植体

天然牙　　　种植义齿

图3-1-1　天然牙与种植义齿结构的对比

（一）种植体

种植体也被称为"人工牙根"，是替代缺失牙根的柱形或锥形结构，通过外科手术的方式将其植入人体缺牙部位的颌骨内，与周围骨组织产生骨结合，具有支持和传导拾力的功能。种植体可分为颈部、体部和根端三部分。

1. 种植体颈部　种植体颈部是种植体穿过牙槽嵴顶黏骨膜处的狭窄部分，它将种植体与基台相连。软组织水平种植体和骨水平种植体的颈部有所不同（图 3-1-2，图 3-1-3）。

2. 种植体体部　种植体体部是植入骨组织内，获得支持、固位和稳定的部分。体部有多种形状，常见的体部形态有柱形、锥形（图 3-1-4）。

3. 种植体根端　由于常见的种植体体部形态有柱形和锥形，相应的种植体根端也就有平滑圆钝形和锥形之分，平滑圆钝的根部可以减少种植体植入时对周围组织的损害，而锥形根部常设计有切割凹槽，使种植体植入时具有一定自攻性，减少植入阻力（图 3-1-4）。

（二）基台

基台是安装在种植体平台上，并向口腔内延伸，用于连接、支持和/或固定种植体上部结构的部分。在种植治疗中，由医生为患者选择合适的基台，但一名合格的种植科护士也需要了解基台的常用类型。随着各种种植系统修复配件的不断完善，每个种植系统都配有多种基台可供选择，以目前使用较多的一个系统为例（图 3-1-5，图 3-1-6）。

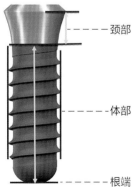

图 3-1-2　软组织水平种植体

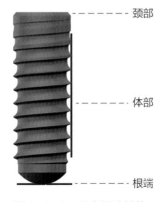

图 3-1-3　骨水平种植体

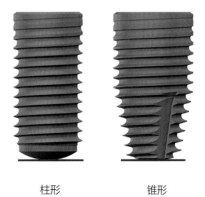

柱形　　　　锥形

图 3-1-4　种植体不同体部及根端形态

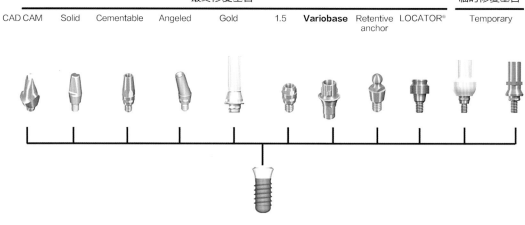

| 最终修复基台 | | | | | | | | | 临时修复基台 |
| CAD CAM | Solid | Cementable | Angeled | Gold | 1.5 | **Variobase** | Retentive anchor | LOCATOR® | Temporary |

图 3-1-5　软组织水平种植体基台

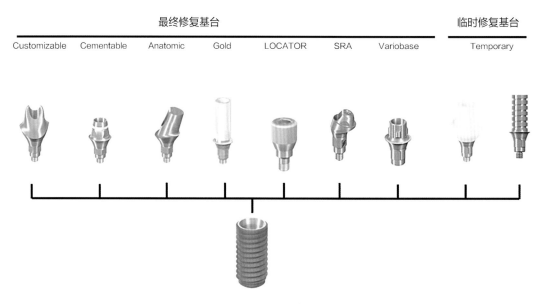

| 最终修复基台 | | | | | | | 临时修复基台 |
| Customizable | Cementable | Anatomic | Gold | LOCATOR | SRA | Variobase | Temporary |

图 3-1-6　骨水平种植体基台

（三）上部结构

我们植入种植体的目的是什么呢？通俗来讲，**种植体**就是用来支持和固位上部结构的。上部结构一般可分为可摘上部结构和固定上部结构，固定上部结构又分为种植单冠、种植连冠和种植固定桥。

（四）牙种植体的相关配件

在临床工作中，新入科的护士 A3 发现：在种植一期手术中，**有时需要使用覆盖螺丝，有时又需要使用愈合基台，这是为什么呢？** 护士 A3 很疑惑，在准备用物时也总是担心出错。那么，接下来我们就一起来看一看覆盖螺丝和愈合基台的使用有何不同。

1. 覆盖螺丝（图 3-1-7） 覆盖螺丝又称愈合螺丝。在牙种植一期手术时，埋入式种植需将覆盖螺丝旋入种植体，暂时覆盖种植体与基台相衔接的孔，在牙种植二期手术中旋出，将覆盖螺丝更换为愈合基台。

2. 愈合基台（图 3-1-8） 愈合基台又称牙龈成形器或黏膜周围扩展器，其临时占据基台的位置，以保证种植体周牙龈软组织的愈合成形。非埋入式种植在一期手术时旋入愈合基台，而埋入式种植在二期手术时，取出覆盖螺丝，之后再旋入愈合基台。

二、牙种植治疗的特点

在了解种植义齿的基本组成及结构后，我们知道了种植义齿与天然牙的不同之处。**那么，牙种植治疗又有哪些特点呢？**

（一）多学科性

在临床中，一些患者缺牙后间隙过窄或伴有牙列不齐，或缺牙后未及时修复导致邻牙倾斜或对颌牙伸长，这往往需要种植与正畸联合治疗，我们来看一个病例（图 3-1-9~图 3-1-11）。

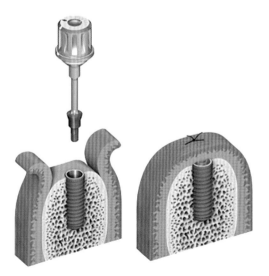

图 3-1-7 埋入式种植：种植体埋入愈合，需行二期手术连接愈合基台

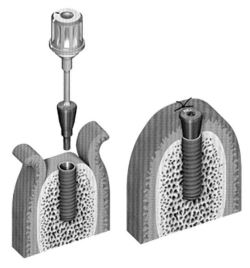

图 3-1-8 非埋入式种植：直接连接愈合基台暴露于口腔中，常常不需要二期手术

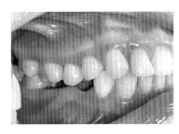

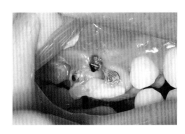

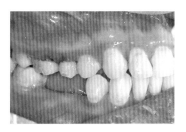

图 3-1-9 患者 45、46 缺失，对颌牙伸长，垂直修复距离不足

图 3-1-10 牙种植治疗前，使用支抗钉、舌钮和皮链压低对颌 15、16

图 3-1-11 正畸两个月后，获得理想的垂直修复距离

除了种植与正畸联合治疗外，一个简单的病例，也可能会涉及牙周病学、口腔外科学、口腔正畸学等多个学科，这些学科具有相对独立的治疗程序，在治疗效果上又相互影响。随着医护一体化模式的发展，牙种植护理也成为了牙种植治疗过程中不可或缺的一部分。

（二）治疗周期较长

种植治疗从初诊到最终戴入修复体，整个治疗过程要耗时数月，甚至由于难易程度、手术方案以及患者自身因素等要长达 1 年或更久的治疗周期，并且种植义齿需要终生维护，这是一个漫长而有序的治疗过程。因此，在整个治疗周期内，护理人员应做好治疗前、中、后的相关护理工作，以及术后回访等延伸护理服务（图 3-1-12~图 3-1-15）。

（三）治疗方案具有一定的不确定性

在临床治疗中，尽管术前对患者采用 CBCT 等先进的影像学诊断技术进行了检查，制订了详细的治疗计划，但是受复杂多变的解剖学状态、影像学检查误差以及患者全身因素的影响，治疗方案往往具有一定的不确定性，此时，护理人员也应根据治疗方案的变化做好相关的护理配合工作。下面我们来看一个病例：

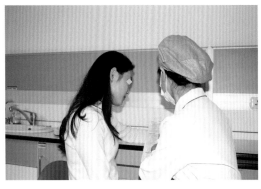

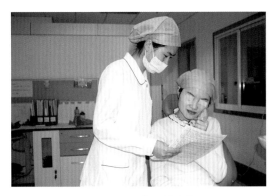

图 3-1-12 术前讲解相关注意事项

图 3-1-13 术后健康指导

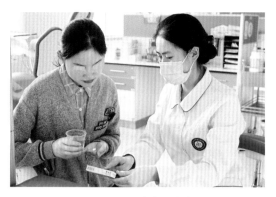
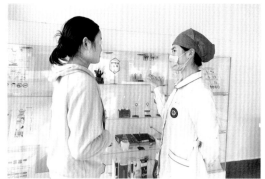

图 3-1-14　患者用药指导　　　图 3-1-15　治疗结束后患者口腔保健指导

患者 27 牙位小范围骨增量同期植入种植体，术后 6 个月，复诊拍摄 CBCT 示骨结合尚可（图 3-1-16），拟行二期手术。但是术中翻瓣后发现结果并不如预期，27 牙位的植体发生了种植体周炎，其周围骨质较疏松，清理后存在明显骨缺损（图 3-1-17）。**这是什么原因造成的呢？** 其实，目前的 CBCT 虽然可以在术前为我们提供相应的参考，但是仍存在一定的成像误差。且该患者有酗酒史，可能造成了成骨不佳。最终，这个病例无法按照原计划进行二期手术，医生修改了治疗方案，在彻底清理种植体周炎症后，行引导骨再生（guided bone regeneration，GBR）技术。

那么医生修改治疗方案后，护士应该如何做好相应的护理配合工作呢？

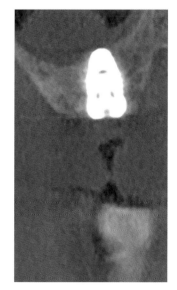
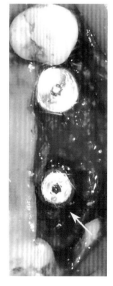

图 3-1-16　CBCT 示骨结合尚可

图 3-1-17　翻瓣清理疏松骨粉（黄色箭头示种植体周骨缺损）

首先须彻底清理种植体周的炎症（图3-1-18），然后进行GBR。护士需要准备：特殊器械R刷（图3-1-19）、骨代用品和屏障膜（图3-1-20，图3-1-21）。虽常规二期手术无须用药，但该患者的治疗方案发生了改变，由于术后创伤大，因此术后除健康指导外，还须做好患者的用药指导。

由此可见，治疗方案的不确定性，也会直接影响护理工作的开展。作为一名种植专科护士，应该根据治疗方案做好相应的护理配合工作。

（四）材料及仪器设备相关性

目前种植治疗对植入体内的生物材料（种植体和骨代用品）及修复材料的依赖度较高，常涉及多种高值耗材，且常需要特殊的仪器设备。因此，护理人员在日常工作中，应做好高值耗材相关管理及精密仪器设备的维护和保养工作，保证种植治疗工作的正常开展。

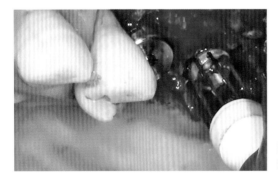

图 3-1-18　R刷清理种植体周的炎症

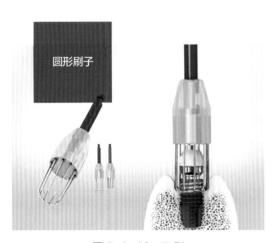

图 3-1-19　R刷

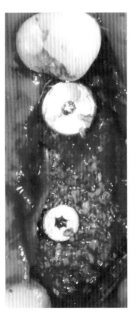

图 3-1-20　骨缺损处填入骨代用品

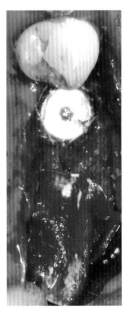

图 3-1-21　盖屏障膜

第二节
牙种植体
植入术的护理

在上一节内容中，我们概述了种植义齿的基本组成、结构以及牙种植治疗的特点，接下来本节将重点讲述牙种植体植入术的护理配合。我们来看一个案例：

护士 B3 在某院口腔科工作五年以上，因工作调动来到牙种植科，尽管该护士工作经验丰富，但当她到种植科工作时仍感觉力不从心，其工作流程、护理配合与之前的护理工作有很多不同之处。在与护士长沟通时，她提到："在牙种植体植入术护理配合时，不知道该如何准备用物，如何进行护理配合？有时候在给患者交代注意事项或是健康指导时，不知道该跟患者说什么？种植系统较多，每个系统都有配套外科工具盒和修复工具，分辨困难。有很多要做的工作不知道该如何下手，迫切地需要一个完整的护理流程。"

看了以上的案例，不知道大家是否感觉护士 B3 和刚到种植科的自己很像。牙种植体植入术是整个治疗过程的关键，需要医护共同配合，精准高效地完成牙种植体的植入，对于提高种植治疗成功率具有重要的意义。

其实在临床护理配合中，缺乏经验的种植护士以及实习护士等往往会出现很多问题，例如违背无菌原则、消毒隔离措施不彻底、准备用物不完善、术中医护配合不默契、术后对患者健康指导不全面等问题，甚至会出现种植体等高值耗材传递错误等严重差错。**那么，对于各层次护士来说，应该如何做好医护配合，减少差错的发生呢？**本节内容将从术前、术中、术后三方面详细阐述牙种植体植入术的护理程序，希望能对临床实践有一定的指导意义。

一、牙种植体植入术的术前护理

在牙种植体植入术术前，护士协助医生做好护理评估及相关术前指导是必要的、不可或缺的内容，完善的术前准备有助于手术的顺利进行，提高手术效率。

我们先通过一张流程图（**图 3-2-1**）简单介绍一下牙种植体植入术术前护理的流程。

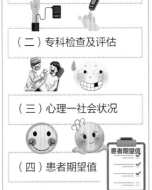
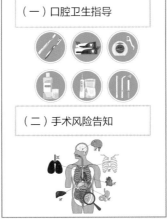
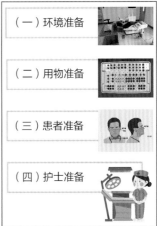

图 3-2-1 牙种植体植入术术前护理流程图

【术前评估】

（一）既往史及现病史

了解患者全身健康情况，有无药物过敏史，有无牙种植高风险因素，如心血管疾病、骨质疏松症、内分泌疾病等；牙缺失的时间、原因等；缺失部位的情况及患者有无口腔黏膜疾病等。

（二）牙种植专科检查及评估

协助医生进行口腔软硬组织检查并记录，包括余留牙及牙周健康状况、咬合功能、患者张口度等；遵医嘱为患者开具相关影像学检查（根尖片、全景片、CBCT 等），了解牙槽骨的密度、骨量、邻近结构的解剖情况及相邻牙的情况。

（三）心理—社会状况

多数患者对种植治疗缺乏了解，以及担心手术疼痛、种植义齿使用寿命、费用昂贵等问题，易产生紧张、焦虑的情绪。护士可采用通俗易懂的语言，配合图片或视频等资料详细解释手术相关情况，耐心解答患者提出的各种疑问，取得患者的信任与合作，从而缓解患者的紧张、焦虑情绪。

（四）患者的期望值

了解患者的期望值尤为重要，种植治疗并非一劳永逸，且费用相对昂贵，也存在手术失败或后期维护不当导致种植失败的风险。若患者花费时间和金钱没有达到期望的效果，可能会引发患者对种植治疗的不满，甚至可能引发医患纠纷。

【术前指导】

（一）口腔卫生指导

良好的口腔卫生尤为重要，尤其对于植骨等复杂的手术。需告知患者至少术前1周常规进行全口洁治（包括洁治方式、洁治要求以及洁治注意事项等）；指导患者正确使用牙刷、牙线、牙间隙刷等口腔清洁用品。

（二）手术风险告知

口腔颌面部存在诸多重要解剖结构，在行牙种植手术的过程中常常伴随着一定的风险，因此，术前应详细告知患者种植手术可能存在的风险。**那么，潜在的风险有哪些呢？**

1. 术中损伤神经、血管及邻近器官，如下牙槽神经等。

2. 神经损伤造成的疼痛、麻木或刺痛感，根据损伤程度的不同以及个体差异的不同，神经损伤症状所持续的时间长短不一，多数患者在数月至数年内可恢复正常，极少数患者表现为永久性损伤。

3. 疼痛，肿胀，药物过敏。

4. 局部皮下淤血及皮肤一时性变色。

5. 术中、术后出血。

6. 牵拉口角导致口角裂开或瘀伤。

7. 行上颌窦底提升术时有上颌窦黏膜穿孔的风险，术后可能会出现短期眩晕、流鼻血或鼻分泌物增多等症状。

8. 术中可能临时改变手术方案或终止手术。

9. 各种感染（细菌、真菌、病毒等）。

10. 种植体可能因感染、个体差异或不明原因而导致骨结合不良，引起松动、脱落。

【术前准备】

完善术前评估和术前指导后，接下来就是要做好相应的术前准备，包括环境准备、用物准备、患者准备、护士准备。**那么术前准备具体是怎样的呢？护士又该如何协助医生完善术前准备呢？** 下面以笔者所在科室为例进行介绍，程序如下（图3-2-2）：

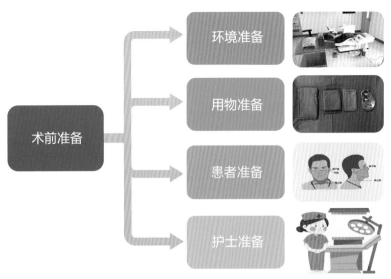

图 3-2-2 牙种植体植入术术前准备简图

（一）环境准备

1. 环境管理 牙种植体植入术需在种植治疗室中进行，其基础设施设备通常包括手术无影灯、牙科综合治疗台、种植机、边柜、器械预处理池等；急救设备包括抢救车、心电监护仪、氧气装置等。牙种植治疗室必须遵循无菌原则，术前应常规做好空气消毒和物体表面消毒。

从下面两张图可以看出，**图 3-2-3** 中种植治疗室宽敞明亮，物品摆放整齐有序，边柜台面无治疗相关用物外露，手术无影灯、牙科综合治疗台、种植机、边柜、器械预处理池等基础设施设备齐全，抢救车、心电监护仪、氧气装置等急救设备齐全，并且配备了壁挂式人机共存的医用空气消毒机以持续改善空气质量。

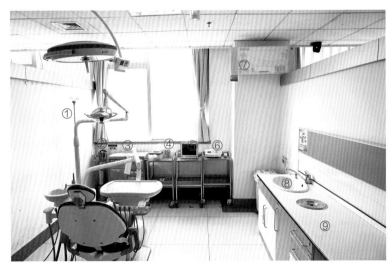

图 3-2-3 种植治疗室环境布局合理

①输液架；②氧气瓶；③抢救车；④静脉输液相关用物、血糖仪；⑤心电监护仪；⑥种植机；⑦空气消毒机；⑧器械预处理池；⑨整齐的边柜

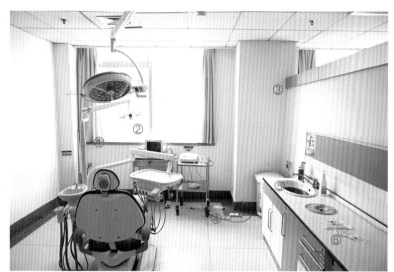

图 3-2-4　种植治疗室环境布局不合理
①抢救用物不齐；②仪器设备杂乱；③无空气消毒设施；④线路杂乱；⑤预处理池不明液体；⑥边柜台面治疗用物外露

　　而图 3-2-4 中种植治疗室仪器设备摆放混乱，注射空针等一次性用物散乱在边柜台面，患者易产生恐惧、焦虑等不良刺激，且不利于用物管理；无空气消毒机；无抢救车、氧气装置等抢救用物，难以保证医疗安全。因此，在牙种植体植入术前，应做好环境管理，总结如下（表 3-2-1）：

表 3-2-1　牙种植体植入术术前环境管理要求

环境类别	管理要求
空间布局	宽敞明亮、大小适宜
设施设备	1. 基础设施设备齐全　手术无影灯、牙科综合治疗台、种植机、边柜、器械预处理池等 2. 急救设备齐全　抢救车、心电监护仪、氧气装置等
空气消毒	新风系统、空气消毒机（壁挂式、移动式）
物品摆放	1. 整齐、有序、合理，便于操作使用 2. 对患者无恐惧、焦虑等不良刺激

　　2. 仪器设备管理　检查手术无影灯、牙科综合治疗台、种植机等常规仪器设备运行是否正常，抢救车、心电监护仪、氧气装置等急救设备是否处于备用状态；除常规仪器设备和急救设备外，护士还需熟练掌握导航仪、显微镜、超声骨刀等精密仪器的性能、操作流程及维护保养。

　　3. 安全管理　口腔设备需要较大容量的电源和水，护士应做好安全管理工作，易燃物质应放置在远离火源及电源的地方；为确保医疗质量安全，种植治疗室应常规配置抢救车和相关急救设备（心电监护、氧气筒、除颤仪等）。

（二）用物准备

因术前准备用物较多，为便于整体把握，在详细介绍之前，下图先进行简单归纳总结（图3-2-5）。

1. 一般用物　在用物准备时应常规备好防护用品（护目镜、面屏等）；各型号外科手套；无菌瓶镊罐，用于传递和夹持无菌用品，首次使用需注明开启时间，有效期为4小时，有污染随时更换。

2. 无菌手术包　准备好一般用物后，便可准备手术用无菌包，包括手术衣包、手术布包（图3-2-6）、种植外科手术器械（图3-2-7）、种植系统工具。

3. 一次性用物　牙龈冲洗器、尖头吸唾管、负压吸引管、麻醉针头、棉签、刀片、缝针缝线、冲洗空针、纱球、口杯等（图3-2-8~图3-2-10）。

4. 种植相关用物　种植弯机及马达、种植体、骨代用品、屏障膜、愈合基台、覆盖螺丝等，根据手术术式的不同，有时需准备牙钳、牙挺、骨挤压器械、上颌窦底提升器械等特殊器械（图3-2-11）。

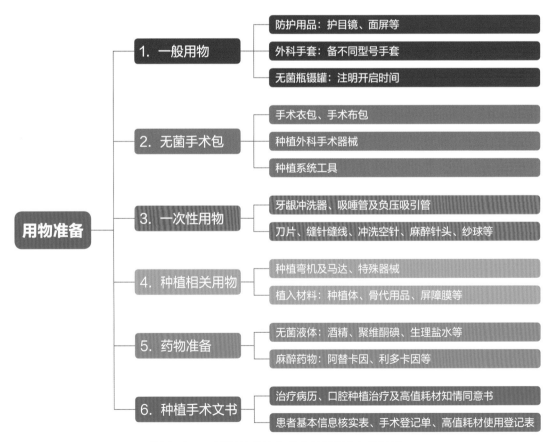

图 3-2-5　牙种植体植入术术前用物准备总结图

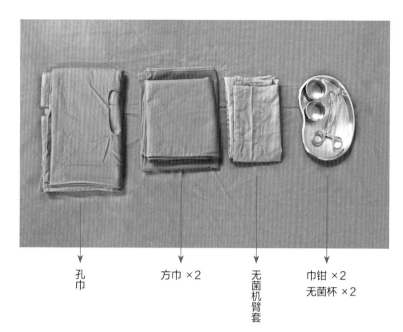

孔巾　　方巾 ×2　　无菌机臂套　　巾钳 ×2　无菌杯 ×2

图 3-2-6　牙种植体植入术手术布包

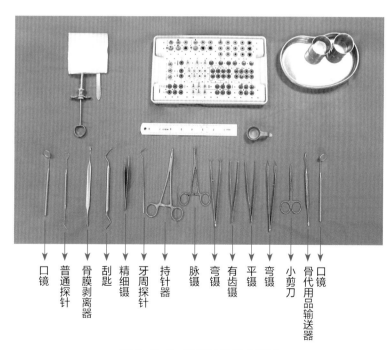

口镜　普通探针　骨膜剥离器　刮匙　精细镊　牙周探针　持针器　脉镊　弯镊　有齿镊　平镊　弯镊　小剪刀　骨代用品输送器　口镜

图 3-2-7　种植外科手术器械

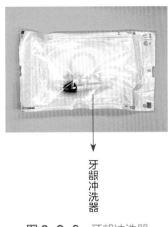

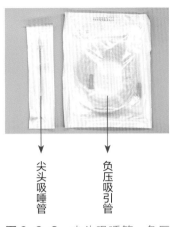

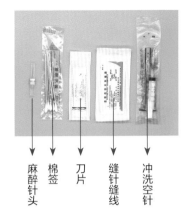

牙龈冲洗器

尖头吸唾管

负压吸引管

麻醉针头

棉签

刀片

缝针缝线

冲洗空针

图 3-2-8　牙龈冲洗器

图 3-2-9　尖头吸唾管、负压吸引管

图 3-2-10　麻醉针头、棉签、刀片、缝针缝线、冲洗空针

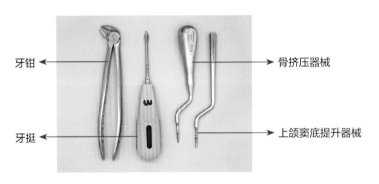

牙钳

牙挺

骨挤压器械

上颌窦底提升器械

图 3-2-11　特殊器械

5. 药物准备

（1）无菌溶液：1% 聚维酮碘（常用于口内消毒）、5% 聚维酮碘（常用于口外消毒）、75% 乙醇、无菌生理盐水 2 瓶（一瓶常温，主要用于冲洗口腔及术区、湿润棉球和纱布块，也可用于患者口腔消毒后出现不适再次漱口；另一瓶建议 4~5℃，与牙龈冲洗器连接，用于钻针高速转动时冲洗种植窝洞，避免骨灼伤）。

（2）麻醉药物：复方阿替卡因注射液、利多卡因等麻醉药物，其他特殊药物根据手术情况按需准备即可。

6. 种植手术文书
患者基本信息核实表（图 3-2-12）、牙种植修复治疗知情同意书（图 3-2-13）、高值医用耗材知情同意书（图 3-2-14）、种植手术登记单（图 3-2-15，图 3-2-16）、高值耗材使用登记表（图 3-2-17，图 3-2-18）。

WCHS-YWB-NOR-4003-V2.0

患者基本信息核实

患者姓名： 性别：男/女 年龄： 手机号：

近三年来你是否住过院或患过严重疾病吗？	□否 □是
如果是，是什么疾病：	
有无拔牙等手术史	□否 □是
如果有，是什么时候： □1 年以内 □1~3 年 □3 年以上	
胸前区痛（心绞痛） □否 □是	冠心病 □否 □是
高血压 □否 □是	糖尿病 □否 □是
头痛、头昏、晕厥 □否 □是	卒中或脑溢血 □否 □是
甲亢 □否 □是	肝功能异常 □否 □是
肾功能异常 □否 □是	风湿病 □否 □是
是否有自发出血或淤青，或止血困难 □否 □是	是否有血液系统疾病 □否 □是
如有血液病请选择：□白血病 □贫血 □血小板减少性紫癜 □淋巴瘤	
有无骨质疏松？ □无 □有 如果有，有无服用双磷酸盐类药物 □无 □有	
是否有感染性疾病 □否 □是 **如有，请选择 □乙型肝炎 □梅毒 □获得性免疫缺陷综合征 □丙型肝炎 □其他：**	
过去或现在使用的药物（做过的治疗） □抗凝药物 □化疗药物 □双膦酸盐类药物 □激素 □精神类药物 □心脏手术史 □透析 □头面部放射治疗史 □器官移植史 □其他：	
有无药品、食物等过敏史？ □无 □有 如果有，请选择： □青霉素类过敏（阿莫西林、头孢等） □有麻醉药过敏： □食物过敏 □其他过敏：	
是否月经或妊娠期 □否 □月经期 □妊娠期 □近期计划妊娠	**术前是否进食** □是 □否
有无其他情况请说明：	
若以上情况均属实，请患者（监护人）或患者近亲属、授权的代理人在此签字 签字： 时间：20 年 月 日 与患者关系：	

手术计划：

预计植入种植体：

植骨： 上颌窦提升方法：

备注：

□影像资料：

□模型： □手术导板：

手术日期： 主刀医师签名：

□血压： □脉搏：

□术前给药：阿莫西林 2g/克林霉素 600mg □术前治疗：

手术同意书已签：□种植同意书 □拔牙同意书 □费用和高值耗材知情同意书

局部麻醉：

□2%利多卡因 □4%阿替卡因（必兰麻） □3%甲哌卡因 □0.5%布比卡因

处方：□地塞米松 □冰袋 □抗生素： □镇痛药：

□术后医嘱： □术后影像：

种植体/植骨材料标签： 基桩：

4

图 3-2-12 患者基本信息核实表

WCHS-YWB-NOR-4003-V2.0

四川大学华西口腔医院
口腔种植修复治疗知情同意书

患者姓名　　　　　　性别　　　　　年龄　　　　　　　病历号

疾病介绍和治疗建议

医生已告知我患有_____，需要在_____麻醉下进行口腔种植修复治疗并植入骨内种植体，我授权四川大学华西口腔医院_____医生及其助手对我施行种植手术。种植材料及手术费用及种植上部修复费用见"高值耗材知情同意书"。

种植修复治疗的步骤和目的

我明白第一阶段手术首先要在黏膜上做切口，将黏膜翻开后在牙槽骨内制备小洞植入种植体，然后缝合。一般为局部麻醉，必要时进行全身麻醉，医生在术前将根据具体情况确定麻醉方式并进行说明。

术后1~2周复诊拆线。

种植体植入2~6个月后，将由医生行二期手术，切开黏膜，暴露种植体后接上愈合基台进行牙龈成形，此时可能由于存在软硬组织缺陷，需要再次进行局部手术进行修整，以改善状况。

牙龈愈合稳定后，由种植科医生或修复医生在种植体上进行上部结构修复治疗。

我已知悉第一阶段手术后，不应戴未经医生修整后的活动义齿，以免影响种植体的骨结合，以前的旧义齿必须经过医生的调改或衬垫后方可使用；如进行了植骨治疗，将需要更长的愈合时间；有的种植体系统需要愈合2~6个月后才能行二期手术，我同意遵循医嘱要求的饮食建议。复查时可能需要使用必要的药物，并进行手术或上部结构的修整，需交纳相关的检查费以及相应的治疗处理费用。

手术医生已经告知我包括切口位置在内的手术细节。

我并未得到治疗百分之百成功的许诺。

手术潜在风险和对策

医生告知我如下口腔种植修复治疗中可能发生的一些风险，有些不常见的风险可能没有在此列出，具体的治疗方式根据不同患者的情况有所不同，医生告诉我，可与我的医生讨论有关我治疗的具体内容及特殊的问题。

1. 我理解任何麻醉都存在风险。

2. 我理解任何所用药物都可能产生副作用，包括轻度的恶心、皮疹等症状到严重的过敏性休克，甚至危及生命。

3. 我理解此治疗可能发生的风险和医生的对策：

1）术中损伤神经、血管及邻近器官，如_____；

2）神经损伤造成的疼痛、麻木或刺痛感（通常只是暂时的，但也可能是永久性的）；

3）疼痛、肿胀，药物过敏；

4）局部皮下淤血及皮肤一时性变色；

5）术中、术后出血；

6）诱发全身并发症；

7）牵拉口角裂开或淤伤；

8）骨侧壁穿孔；

9）骨组织的丧失或颌骨骨折。

图 3-2-13　牙种植修复治疗知情同意书

四川大学华西口腔医院
口腔种植修复费用和使用高值医用耗材知情同意书

患者姓名：　　　　　　性别：　　　年龄：　　　门诊号：

　　患者经医生检查，诊断为＿＿＿＿＿＿＿＿＿＿＿＿＿＿＿＿＿＿＿＿＿，医生认为适合采用 ＿＿＿＿＿＿＿＿＿＿＿＿＿＿＿治疗。牙缺失的种植治疗标准流程为9步（部分复杂病例就诊会更多），医生已向患者或其家属全面、详细地介绍了病情及治疗计划，患者或其家属同意接受治疗，并已在治疗（手术）同意书上签字。

　　患者和家属已清楚在该治疗中需给患者使用口腔种植修复高值耗材，并同意在经招标后进入医院的口腔种植修复高值耗材中进行选择。

　　根据医保有关规定，此材料不属于或部分不属于公费、大病统筹和社会基本治疗保险、新型农村合作医疗的报销范围，须由您个人承担，您可以选择是否使用，特此告知。在听取了经治医生对不同高值植入耗材的应用范围、性能特点、价格等的介绍后，患者和家属经过慎重考虑决定选择使用＿＿＿＿＿＿＿＿＿＿＿＿＿＿＿高值医用耗材。

　　如治疗中需临时加用耗材或不宜使用上述耗材须改用其他器材(改变品牌或型号)时，患者或其家属同意在得到医生告知的前提下（紧急情况除外），由医生视病情需要进行调整。

　　我已知晓种植治疗的费用主要由种植手术阶段、种植二期手术（如需要）、上部修复阶段等费用组成，以上费用按阶段分次收取。根据患者情况可能还会增加骨组织增量技术、软组织增量技术、块状骨缺损修复术、牙龈外形美容塑形、氧化锆类全瓷修复、数字化基台美容修复、全瓷基台美容修复、牙龈瓷美容修复等美容收费项目。

　　本次仅收种植手术阶段费用（即手术费及种植体费用），未收种植二期、基台和牙冠等费用

　　请签写：我已知晓知情同意书的相关内容。

＿＿＿＿＿＿＿＿＿＿＿＿＿＿＿＿＿＿＿＿＿＿＿＿＿＿＿＿＿＿＿＿＿

患者（或法定监护人）签字：＿＿＿＿＿＿＿＿＿＿＿＿

患者代理人签字：＿＿＿＿＿＿＿＿＿＿＿＿

代理人与患者关系：＿＿＿＿＿＿＿＿＿＿＿＿

代理人身份证号码：＿＿＿＿＿＿＿＿＿＿＿＿

经治医师签字：＿＿＿＿＿＿＿＿＿＿

日期：＿＿＿＿＿年＿＿月＿＿日

图 3-2-14　高值医用耗材知情同意书

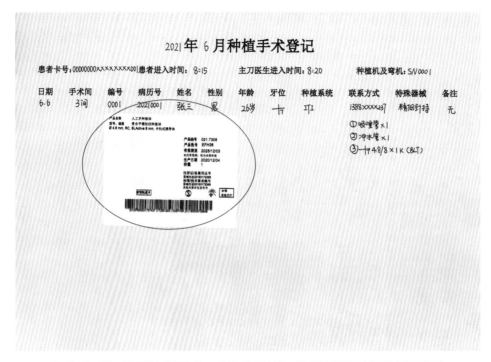

图 3-2-15 种植手术登记单，登记手术信息，粘贴高值耗材标签（红圈示）

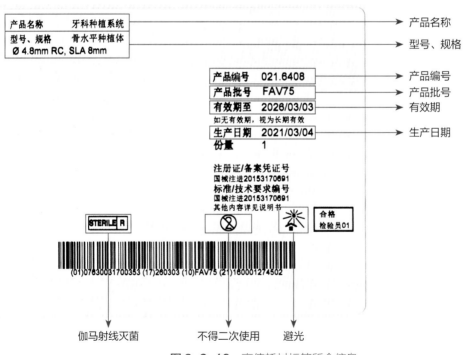

图 3-2-16 高值耗材标签所含信息

高值耗材使用登记表

手术日期	病例号	患者姓名	性别	年龄	牙位	规格及型号	数量	医生签名	护士签名	备注
2021.6.6	20210001	张三	男	26	七︱	REF 021.7308 LOT EFH36 BL,Ø4.8mm RC, SLA6 mm8mm, Roxolid	1 K			
2021.6.6	20210002	李四	男	32	︱四	REF 021.2410 LOT CAW59 BL, Ø3.3 NC, SLA 10, Ti	1 K			
2021.6.6	20210003	吴一	男	29	︱六	REF 021.4410 LOT EGY99 BL, Ø4.1 RC, SLA 10, Ti	1 K			

请将所用实物、标签与填写内容确认无误后签字 　　　　　　　　　　　科　　室：

供应厂商名称及代表（签字、盖章）： 　　　　　　　　　科室负责人：

图 3-2-17　高值耗材使用登记表，登记手术信息，粘贴高值耗材条码（红圈示）

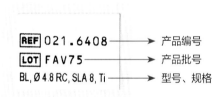

图 3-2-18　高值耗材条码所含信息

（三）患者准备（图 3-2-19）

1. 术前核查

（1）患者相关信息：护士核对患者姓名、年龄、手术牙位、手术医生、种植系统、种植体型号等基本信息。

（2）生命体征：测量血压及脉搏并记录，60 岁及以上老人或患有全身系统性疾病患者，视情况在心电监护下行牙种植体植入术。

（3）检验科报告：检查患者血常规、血糖指标、凝血功能、感染标志物等血液指标是否正常。

2. 患者个人准备

（1）安放患者个人物品，头发较长的患者需戴一次性帽子。

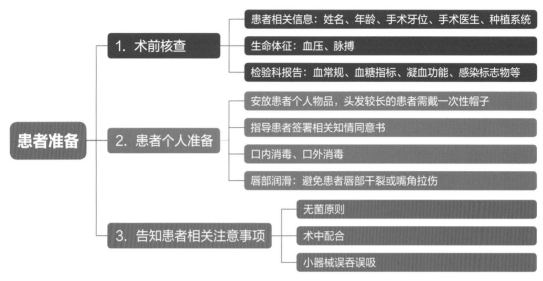

图 3-2-19　牙种植体植入术患者准备总结图

（2）指导患者签署相关知情同意书：指导患者填写《患者基本信息核实表》，签署《牙种植修复治疗知情同意书》《高值医用耗材知情同意书》，告知患者根据现行医保规定，高值耗材不属于或部分不属于公费、大病统筹和社会基本医疗保险、新型农村合作医保报销的范围，须由个人承担，可自行选择是否使用。

（3）术前消毒：有效和可靠的术前消毒是保证手术成功、预防术后感染的重要环节之一，包括口内消毒和口外消毒。应先口内消毒再口外消毒，不可更换顺序，若先口外消毒，患者口内消毒时含漱或吐出漱口液极易污染已消毒的口外区域。

1）口内消毒：口内消毒应合理选用消毒剂，并严格按照产品说明书进行使用，避免口内消毒液浓度过高灼伤黏膜或浓度过低达不到消毒效果，并保证患者漱口的次数及时长足够。建议使用 1% 聚维酮碘含漱 3 次，每次含漱 1 分钟，还需告知患者漱口后不要吐唾液或咳痰。若患者对消毒液感到特别不适，口内消毒后可用无菌生理盐水再次漱口。

2）口外消毒：建议使用 5% 聚维酮碘纱球消毒面部及口周皮肤。消毒范围：上至眶下缘、下至颈上部、两侧至耳屏前（图 3-2-20）。

（4）唇部润滑：为避免长时间的牵拉造成患者唇部干裂或口角拉伤，在患者完成术区消毒后，临床中常使用红霉素眼膏等无菌药品进行唇部润滑及保湿。

3. 告知患者相关注意事项

（1）无菌原则：牙种植体植入术常规为局部麻醉，患者有自主意识，应告知患者消毒后的口周皮肤和无菌单均不可触碰，避免污染无菌区域。

（2）术中配合：告知患者若感到任何不适时，可轻哼一声，待医生停止操作后方可进行交流。

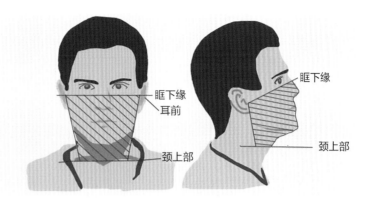

图 3-2-20　口外消毒范围

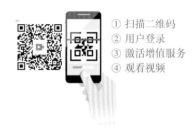

① 扫描二维码
② 用户登录
③ 激活增值服务
④ 观看视频

视频 11　口外消毒

（3）小器械误吞误吸：术中若有小器械不慎掉落口中，应立即头偏向一侧保持不动，不要惊慌说话或做任何吞咽动作，避免误吞误吸。

（四）护士准备

1. 自身着装规范（图 3-2-21，图 3-2-22）　巡回护士（后简称"护士"）及器械护士（后简称"助手"）着装整齐，戴手术帽、戴外科口罩或防护口罩，助手需加戴护目镜或防护面屏。

2. 术前无菌准备　无菌技术是外科治疗的基本原则，是预防手术感染的关键环节之一，其中穿无菌手术衣、戴无菌手套是手术室基本的无菌操作技术，在此之前，还应做好外科洗手、外科手消毒。

（1）外科洗手、外科手消毒：应遵循先洗手、再消毒的原则。医生和助手在外科手术前，应先在流动水下使用洗手液洗手，再涂抹外科手消毒剂清除或杀灭手部暂居菌、常居菌。其流程如下（图 3-1-23~图 3-1-37）：

（2）穿无菌手术衣：在进行外科手消毒后，即可穿无菌手术衣，以保证接触手术区部位无菌，防止外源性感染，同时也可避免医务人员受到血液、体液或其他感染物质的污染。其流程如下（图 3-2-38~图 3-2-41）：

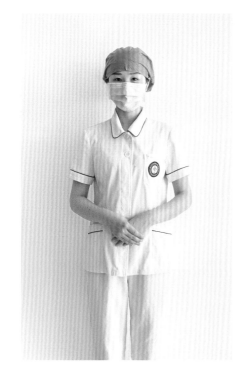

图 3-2-21　巡回护士（护士）穿工作服，戴外科口罩/防护口罩、帽子

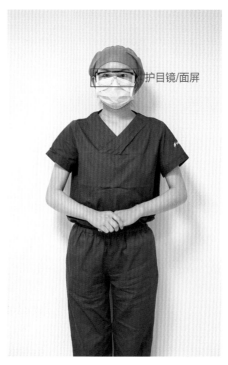

护目镜/面屏

图 3-2-22　器械护士（助手）在进行术前无菌准备前，穿洗手衣，戴外科口罩/防护口罩、帽子，并加戴护目镜/面屏

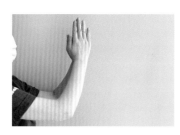

图 3-2-23　指尖朝上，流动水下湿润双手、前臂和上臂下1/3

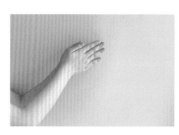

图 3-2-24　取洗手液，按七步洗手法洗手

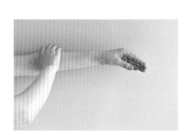

图 3-2-25　环形旋转揉搓腕部、前臂至上臂下 1/3

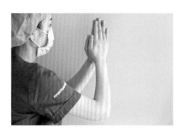

图 3-2-26　指尖朝上，流动水下冲洗双手、前臂和上臂下1/3

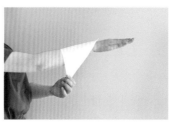

图 3-2-27　无菌干手巾依次擦干双手、前臂至上臂下1/3

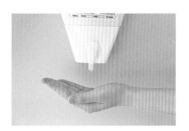

图 3-2-28　取手消毒剂

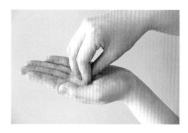

图 3-2-29 浸泡指尖（≥5s）

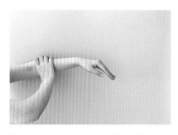

图 3-2-30 剩余消毒剂环形涂抹前臂至上臂下 1/3，交替进行

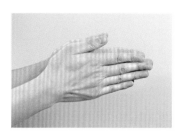

图 3-2-31 取手消毒剂，掌心相对，手指并拢，相互揉搓

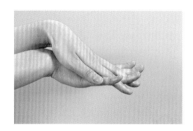

图 3-2-32 手心对手背沿指缝相互揉搓，交替进行

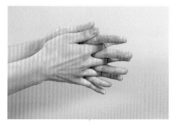

图 3-2-33 掌心相对，双手交叉，指缝相互揉搓

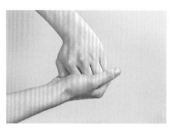

图 3-2-34 弯曲关节在另一掌心旋转揉搓，交替进行

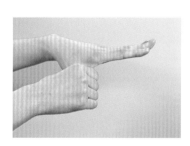

图 3-2-35 握住大拇指旋转揉搓，交替进行

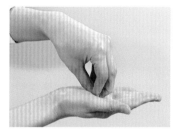

图 3-2-36 手指并拢在掌心旋转揉搓，交替进行

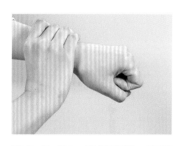

图 3-2-37 揉搓腕部，交替进行，直至消毒液干燥

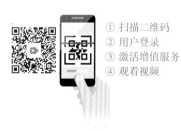

① 扫描二维码
② 用户登录
③ 激活增值服务
④ 观看视频

视频 12 外科洗手、外科手消毒

3

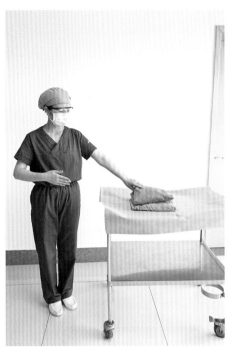

图 3-2-38　外科手消毒后，单手拿取无菌手术衣

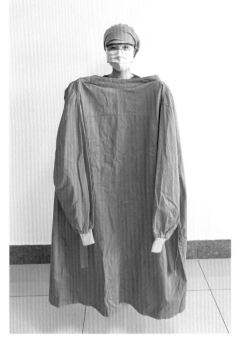

图 3-2-39　在空旷处提起衣领，注意手术衣腰带及下摆不得拖地，手不得接触衣服外表面，轻轻抖开衣服

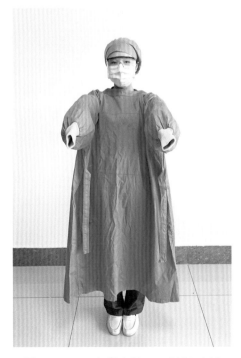

图 3-2-40　轻抛衣服，双手插入衣袖

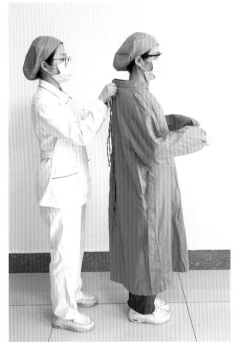

图 3-2-41　护士在背后协助系带，护士的手除可接触手术衣系带外，其他均不可触碰

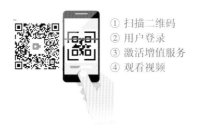

① 扫描二维码
② 用户登录
③ 激活增值服务
④ 观看视频

视频 13 穿无菌手术衣和接触式戴手套

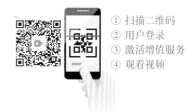

① 扫描二维码
② 用户登录
③ 激活增值服务
④ 观看视频

视频 14 穿无菌手术衣和无接触式戴手套

（3）戴无菌手套：戴外科手套在完成外科手消毒、穿好手术衣后进行。选择合适的手套尺码，戴手套后双手应始终保持在颈部以下、腰部或操作台面以上，如发现手套有破损或疑似污染时应立即更换。

目前，新型无接触式戴手套法操作过程简单，方便实用，污染机会少，在临床实践中应用较多。不管采取何种方式，严格遵循无菌原则即可。值得注意的是穿无菌手术衣、戴外科手套后，应拱手于胸前或置于胸前特制的衣袋里（图 3-2-42）。

3. 铺手术台　将无菌包放在清洁、干燥的治疗台上，笔者所在科室为便于器械放置和手术操作，常采用两个治疗台，分别是第一治疗台和第二治疗台（图 3-2-43）。

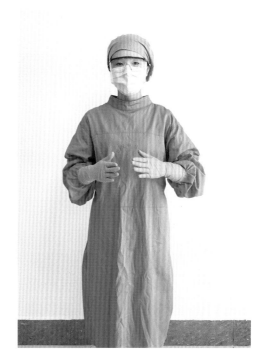

图 3-2-42　穿手术衣、戴外科手套后，应拱手于胸前或置于胸前特制的衣袋里

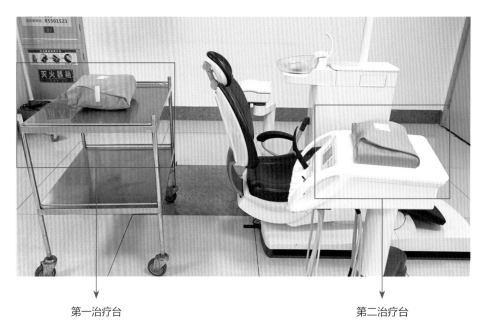

第一治疗台   第二治疗台

图 3-2-43　第一治疗台和第二治疗台

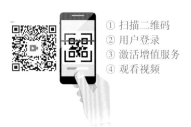

① 扫描二维码
② 用户登录
③ 激活增值服务
④ 观看视频

视频 15　铺手术台

（1）铺第一治疗台：将无菌手术布包放置于第一治疗台台面，护士检查布包标签、名称，灭菌有效期、失效期和高温高压化学指示卡，查看布包有无破损、潮湿等（所有无菌手术包开包前均应检查上述内容，后文关于开无菌包的内容将不再详述），依次打开布包外层、第一层无菌桌单；助手打开手术无菌包内层，需要注意的是护士的手只能接触包布外面，不可触及包布内面。无菌包疑似污染或潮湿，应立即更换。

（2）铺第二治疗台：将种植外科器械盒放于第二治疗台台面。护士打开外层包装，助手打开内层无菌包装。助手将种植外科器械盒拿起放置于第一治疗台台面，将弯盘留于第二治疗台台面，以便放置连接好的种植弯机。

4. 手术铺巾

（1）铺巾前准备：若患者头发较长，应戴一次性帽子遮发。根据患者牙位调节手术体位，避免先铺巾再调节椅位所导致的铺巾滑动及污染无菌区。

（2）铺头巾：应嘱患者主动抬头，将重叠的两块无菌巾置于患者头下，头部放下后，将上层无菌巾分别自两侧耳前或耳后向中央包绕，包住眼部以上非手术部位，并用巾钳固定，注意松紧适宜。

（3）铺胸巾：助手将治疗巾1/3处折叠，实边面对自己，双手持住实边，水平移至患者右侧，铺于患者颈部和胸前。

（4）铺孔巾：助手沿对折线打开孔巾，与医生共同铺手术孔巾，将孔部对准术区后放下。

5. 连接吸唾管 护士检查吸唾管及负压吸引管的名称、灭菌标志及有效期，并检查包装有无破损、潮湿等（所有一次性无菌用物开封前均应检查上述内容，后文关于开一次性无菌用物的内容将不再详述）；护士将吸唾管及负压吸引管传递于第一治疗台，助手将负压吸引管一端与吸唾管连接，另一端传递给护士连接于负压吸引设备；助手将负压吸引管固定于无菌孔巾上，避免滑脱后污染。

6. 连接种植机 种植机是牙种植体植入术必不可少的设备，在完成铺第一治疗台、第二治疗台及术区铺巾后，即可连接种植机。

7. 按顺序放置种植手术器械 护士传递种植手术工具盒于无菌器械台，与助手双人清点数目并记录；助手根据手术需求及使用顺序有序摆放手术器械，并组装多组件器械。

8. 准备其他用物

（1）安装手术刀片：护士传递一次性刀片、无菌纱布于手术台面，助手使用持针器安装手术刀片，将其放于手术台面，并用纱布保护锐器端。

视频 16　手术铺巾

视频 17　连接吸唾管

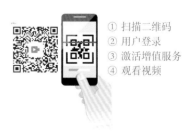

视频 18　连接种植机

（2）准备冲洗空针：护士传递冲洗空针于手术台面，并将无菌生理盐水倒入无菌杯内，助手抽吸生理盐水备用。

（3）准备麻醉用物：护士传递消毒后的麻药、无菌纱球于手术台面，助手将麻醉药物放置于卡局式注射器内，护士协助助手安装麻醉针头，然后用纱球保护锐器端放于手术台面，避免锐器伤。可根据需求使用表面麻醉药物和（或）计算机监控下的局部麻醉注射仪（computer-controlled local anesthesia delivery，C-CLAD），提高患者就医体验感。

9. 其他 用物准备齐全（图3-2-44），分区摆放，护士打开手术灯，根据手术部位调节光源，保障术区清晰，并从电脑内调出影像学资料，便于医生术中查看。

一般来说，牙种植体植入术术前护理包括术前护理评估和术前准备，术前准备又包括环境准备、用物准备、患者准备和医护准备，因此，我们常会借助一张护理清单，从以下5个方面进行操作检查及落实。

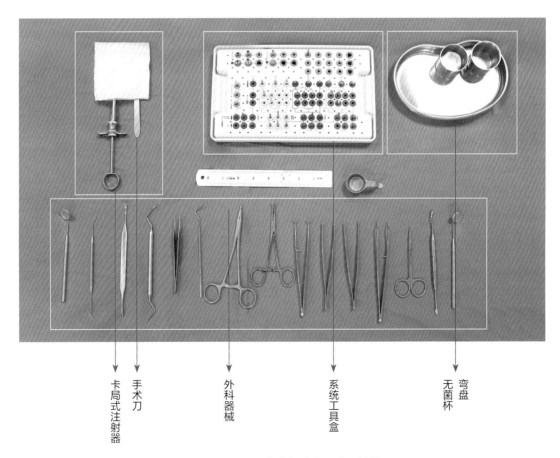

卡局式注射器　手术刀　外科器械　系统工具盒　无菌杯　弯盘

图3-2-44 用物准备齐全、分区放置

清单：牙种植体植入术术前护理清单

医疗机构名称：_____

检查人员：_____ 检查日期：_____

检查要求	落实标准	检查结果 （完成请在"□"打√）
术前评估	1. 患者期望值及心理状况	□
	2. 签署高值医用耗材知情同意书	□
	3. 签署牙种植修复治疗知情同意书,告知患者潜在风险	□
	4. 指导患者填写基本信息核实表	□
	5. 为患者预约手术时间,告知术前相关注意事项	□
	6. 口腔卫生指导,告知患者术前需进行全口洁治	□
环境准备	1. 诊间消毒、物表消毒、空气消毒	□
	2. 备好种植机等常规仪器设备,检查运行状况	□
	3. 常规配置抢救车和相关仪器设备	□
用物准备	1. 一般用物　手术衣、手套、护目镜等	□
	2. 无菌手术包　手术布包、外科器械、种植系统工具	□
	3. 一次性用物　牙龈冲洗器、吸唾管及负压吸引管等	□
	4. 种植相关耗材　种植体、覆盖螺丝、骨代用品等	□
	5. 其他用物准备　无菌生理盐水、聚维酮碘等	□
	6. 特殊用物　上颌窦底提升器械、骨挤压器械等	□
	7. 药物准备　复方阿替卡因、利多卡因等麻醉药物	□
患者准备	1. 术前核对　护士核对患者姓名、年龄、牙位等	□
	2. 安放患者个人物品	□
	3. 测量血压并记录	□
	4. 指导患者术中注意事项	□
	5. 口内、口外消毒	□
	6. 根据患者手术牙位和术式,调节椅位和椅背头	□
医护准备	1. 着装规范,戴口罩、手术帽、护目镜等	□
	2. 外科手消毒、穿无菌手术衣、戴外科手套	□
	3. 铺第一治疗台、铺第二治疗台、手术铺巾	□
	4. 连接吸唾管、连接种植机	□
	5. 按顺序放置种植手术器械	□
	6. 冲洗盐水、刀片、缝针、缝线、麻醉用物等	□
	7. 护士调节手术光源,从电脑内调出影像学资料	□

二、牙种植体植入术的术中护理

在完成了上述术前准备后，即可进行牙种植体植入术，那么术中护士应该**如何协助医生完成种植手术，如何做好术中精准配合呢？**下面将按照牙种植体植入术的流程为大家详细讲述。

（一）麻醉

1. 助手协助医生牵拉口角并及时吸唾，注意不要刺激患者咽部造成患者恶心不适而干扰医生的操作。常规使用卡局式注射器，根据口腔四手操作锐器传递相关要求，传递和收回卡局式注射器均应使用弯盘（图3-2-45），并用纱布保护工作端后放于手术台。在条件允许的情况下，可采用C-CLAD。

2. 助手根据器械使用顺序和使用特点传递器械。在收回卡局式注射器后，传递纱球、镊子，医生用镊子夹取纱球放于患者口内术区，嘱患者将其咬住压迫止血，等待麻药起效。

3. 助手传递探针给医生，医生用探针检查麻醉效果。

（二）切开、翻瓣

1. 传递手术刀 助手用弯盘传递手术刀给医生做牙龈切口，助手协助医生牵拉口角和吸唾，手术刀的传递与收回均应放在弯盘内进行，以防锐器伤（图3-2-46）。

2. 传递骨膜剥离子 助手传递骨膜剥离子给医生，并手持另一骨膜剥离子协助医生翻开黏骨膜瓣，暴露术区骨面，传递刮匙给医生，清理骨面软组织，暴露牙槽嵴，并协助吸唾。

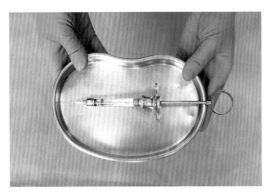

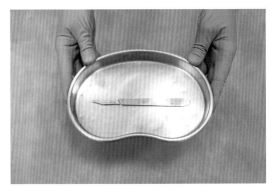

图3-2-45　弯盘传递卡局式注射器，避免锐器伤　　图3-2-46　弯盘传递手术刀，避免锐器伤

（三）修整牙槽嵴、定点

1. 修整牙槽嵴 助手根据器械使用顺序传递钻针，通常先传递大号球钻给医生，医生安装大号球钻于种植弯机卡槽内，并通过脚踏调整种植机参数，也可由护士在种植机主机面板上调整，调节至相应数值后用大号球钻修整牙槽嵴，助手配合牵拉并及时吸唾。

2. 湿式保存钻针 医生取下大号球钻后，由于钻针较为精细且常有纹路，使用后的钻针里常有骨屑和血渍，若未及时清理就再次使用对钻针磨耗较大，且血渍干燥后，难以清洗，因此建议助手用湿纱球擦拭后放入湿纱布内湿式保存（3-2-47）。巡回护士需对使用后的钻针进行登记，以便钻针达到最大消毒次数后及时更换。

3. 定位 助手传递小号球钻（根据种植系统不同，也可传递先锋钻、侧向切割钻等）给医生，医生更换后用于定点，因不同的钻针使用转速不同，每次更换后均应按照其使用要求调节种植机参数至相应数值，后文关于更换钻针的内容将不再详述。

（四）定深

助手传递先锋钻给医生，医生装于弯机后定深。

（五）逐级备孔

助手传递扩孔钻给医生，医生装于弯机后用于备孔，传递指示杆给医生，用于测量种植窝洞的方向和深度，每次备孔后均应测量种植窝洞的方向和深度，测量完毕后，助手传递大一号扩孔钻给医生逐级备孔。

（六）颈部成形、螺纹成形

由于种植系统不同，有时需要进行颈部成形和（或）螺纹成形，而有些种植系统则不需要。在进行颈部成形时需传递颈部成型钻给医生，医生将其安装于种植弯机后使用；在进行螺纹成形时，助手需根据医生的选择，传递机用适配器或手用适配器及攻丝钻给医生，机用适配器需与攻丝钻连接并安装于种植弯机后使用，而手用适配器则直接配合攻丝钻使用。

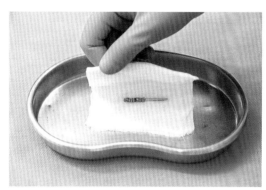

图 3-2-47 钻针使用后放于弯盘湿纱布内湿式保存

（七）植入种植体

1. 打开种植体包装　种植体应现拆现用，当医生完成植入前准备后，护士与医生需核对种植体型号（图3-2-48），按需传递种植体，避免种植体长时间暴露于空气中。由于种植系统不同，其种植体包装也有所不同，护士常需要拆除外层树脂包装和纸盒包装等，仅保留最内层无菌包装传递给医生（图3-2-49）。

2. 植入种植体　助手协助牵拉口角，配合吸唾，暴露术区视野，医生旋入种植体。

3. 高值耗材登记　种植体使用后，护士应做好高值医用耗材使用登记，在手术同意书或患者手术病历、手术记录单、高值耗材使用登记表上进行登记，并粘贴高值耗材标签。

4. 取出种植体携带体　医生植入种植体后，助手用无菌弯盘传递手用种植体的适配器、固定扳手与棘轮扳手，协助医生取出种植体携带体。

5. 覆盖螺丝或愈合基台就位　护士与医生核对覆盖螺丝或愈合基台信息，置于无菌碗内；对使用的覆盖螺丝或愈合基台进行登记；助手用弯盘传递覆盖螺丝或愈合基台，传递手用改刀用于覆盖螺丝或愈合基台的就位。

（八）缝合

缝合前，助手与护士双人核查清点种植外科手术器械、种植系统工具盒数目，并在器械清点单上进行记录。清点无误后，助手将缝针缝线安装于持针器上，连同缝合镊传递给医生，协助牵拉和吸唾。

（九）冲洗术区、压迫止血

缝合完毕后，助手传递口镜、冲洗空针给医生，医生冲洗患者术区及口腔，助手配合吸唾，冲洗完毕后将无菌纱球放置于患者术区，嘱其轻轻压迫止血，助手将纱球用生理盐水湿润后轻拭患者口周血迹。

一般来说，牙种植体植入术术中护理，主要包括术中操作配合和高值耗材的管理，我们常会借助一张护理清单，从以下2个方面进行操作检查及落实。

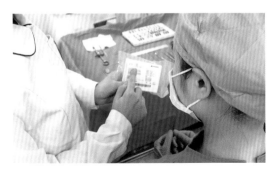

图3-2-48　医护共同核对种植体型号

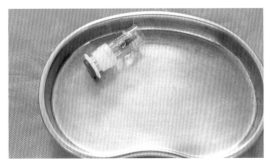

图3-2-49　将种植体连同内层无菌包装传递于第一治疗台无菌弯盘内

清单：牙种植体植入术术中护理清单

医疗机构名称：_____

检查人员：_____   检查日期：_____

检查要求	落实标准	检查结果 （完成请在"□"打√）
术中配合	1. 医护共同核查手术牙位	□
	2. 麻醉　助手根据麻醉方式传递相关用物,传递纱球用于术区压迫止血,传递探针检查麻醉效果	□
	3. 切开、翻瓣　助手传递手术刀、骨膜剥离子、刮匙给医生,并协助牵拉	□
	4. 修整牙槽嵴、定点　传递大球钻修整牙槽嵴,传递小球钻、先锋钻、侧向切割钻等定点	□
	5. 定深　助手传递先锋钻用于定深	□
	6. 逐级扩孔　助手传递扩孔钻用于扩孔,传递指示杆用于测量种植窝洞的方向和深度	□
	7. 颈部成型、攻丝　助手传递颈部成型钻用于颈部成形,传递攻丝钻和适配器用于攻丝	□
	8. 植入种植体　护士传递种植体于手术台,医生根据手术需求,选择使用覆盖螺丝或愈合基台	□
	9. 缝合　助手传递缝针缝线、持针器、小剪刀等,协助医生缝合	□
	10. 助手传递口镜、冲洗空针给医生冲洗术区及口腔,助手用湿纱球轻拭患者口周血迹	□
高值耗材	1. 护士与医生核对无误后再拆包装	□
	2. 高值耗材使用三登记　护士需将高值耗材使用情况登记于手术同意书、手术记录单、高值耗材管理记录本	□
	3. 护士将高值耗材标签粘贴于相应位置	□

三、牙种植体植入术的术后护理

当成功地完成牙种植体植入后，并不意味着手术全过程的结束，术后器械维护及患者术后健康指导同样重要，**那么应该如何做好术后护理工作呢？**

（一）患者护理

1. 护士关闭手术灯，告知患者手术完成，助手依次取下吸唾管、孔巾、头巾、胸巾，调节椅位至坐位，嘱患者休息 3~5 分钟。

2. 患者休息时，可将冰袋递给患者，并指导患者术后冰敷。

3. 患者休息 3~5 分钟后（休息时间根据实际情况），询问患者有无不适。若无不适，可协助患者下椅位，建议送患者出种植治疗室，避免因患者独自行走而出现意外晕倒。有家属或陪同人员的患者，建议将其交接给家属或陪同人员。

（二）健康指导

1. 术后用药 指导患者遵医嘱用药。术后医生会常规开具消炎药、止痛药，消炎药可预防术后感染，疼痛明显者可服用止痛药。

2. 饮食指导 术后可适量食用温凉清淡流质饮食，手术当天勿用患侧咀嚼食物，术后勿饮酒、吸烟，以减少对伤口的局部刺激。

3. 口腔卫生指导 除术区外，口腔其他区域常规清洁。术后 24 小时内尽量避免牙刷刷头触碰术区，避免引起伤口出血。餐后可用漱口液漱口，防止食物残渣残留。勿用舌头或手触碰伤口，勿吮吸伤口。

4. 冰敷 告知患者术后 1~2 天可局部间断冷敷，以减轻伤口水肿反应。

5. 复诊预约 告知患者术后 7~10 天拆线，并预约具体拆线日期。

6. 运动 术后注意休息，不能剧烈运动。

7. 指导复诊 如为非埋入式种植（口腔内能看到金属帽或者直接安装了牙冠），应告知患者避免用舌头舔碰金属帽或牙冠，勿用金属帽或牙冠咬食硬物，饭后应注意清洁金属帽或牙冠，保持口腔卫生。如有不适或金属帽/牙冠松动等，请及时复诊。

8. 活动义齿 务必在医生指导下使用活动义齿。通常情况下，种植体植入后，义齿需要调改或需要重新制作过渡义齿。切勿自行配戴活动义齿，若未在种植医生指导下自行配戴活动义齿，很可能会影响种植效果。

（三）术后常见症状及处理办法

除进行上述健康指导外，患者术后可能会出现出血、肿胀、疼痛等常见症状，为避免患者恐慌，还应告知患者种植术后常见症状及相关处理方法。**那么，种植术后常见症**

状有哪些，应该如何处理呢？

1. 出血　术后 24~48 小时内唾液中可能带有血丝，一些创伤较大的手术或凝血时间较长的患者，出血的时间可能会延长。通常情况下，可为患者提供无菌纱球用于轻咬压迫止血，但如果出血量较大，应尽快联系手术医生或到医院就诊。

2. 肿胀　术后 2~3 天可能会出现术区甚至面部的水肿或者青紫，术后 48 小时内可使用冰袋冷敷以减轻水肿，冷敷时应注意间断冷敷，避免造成冻伤。个别患者由于自身体质及一些复杂创伤较大的手术，术后肿胀时间会延长。

3. 疼痛　一般术后 2~3 天疼痛会明显减轻，如疼痛持续数日或数日后再度疼痛，请及时就诊。

4. 感染　若出现术区疼痛加剧、有脓性分泌物、肿胀复发或加剧以及非其他疾病引起的持续发热等症状，应尽快联系手术医生。

5. 感觉麻木　常规牙种植术后由于牵拉等原因会造成手术区域一过性麻木，常常会逐渐恢复。如果在局部麻醉药麻醉效果消失后，局部手术区域还有麻木的情况，可咨询手术医生，并遵医嘱进行术区维护以促进局部恢复。

6. 骨增量术后常见症状　术后出现白色颗粒状物的部分脱出属于正常现象，勿挤压或按摩植骨区域，如大量颗粒从伤口漏出，需请医生检查。

7. 上颌窦底提升术后常见症状　术后前 3 天鼻腔分泌物有少量血丝是正常现象，不必恐慌。遵医嘱使用抗生素滴鼻液滴鼻，避免感染；避免用力擤鼻涕、用力打喷嚏、用吸管喝水等动作，注意保暖，避免感冒。如果出现持续发热，鼻腔有浓臭性分泌物，则应联系医生及时检查。

（四）手术用物规范处理

在做好患者术后护理、健康指导以及告知患者术后常见症状及处理后，接下来就是要做好诊室用物的处理，主要包括：

1. 一次性用物处理　手术完毕，助手应先将锐器（刀片、缝针等）整理出来，将术中锐器收集于锐器盒，避免造成锐器伤；纱球、吸唾管、牙龈冲洗器等一次性用物按感染性医疗废物处理，放入黄色垃圾桶内。

2. 种植相关设备处理　对使用后的种植弯机应进行正确的维护和保养，以维持弯机的正常工作、延长其寿命，包括慢速冲洗机头、擦拭弯机表面、注清洁剂、注润滑剂等。马达取下后电缆线盘绕直径应大于 15cm。

3. 种植工具预处理　冲洗器械可见血污，用软毛刷清洗钻针残留的骨屑和血迹，如钻针为内置水道，需要用冲洗空针冲洗。多组件物品需要卸开各组件。

4. 口腔诊疗器械消毒灭菌　消毒供应中心（central sterile supply department, CSSD）是医院内承担各科室所有重复使用诊疗器械、器具、物品的清洗消毒灭菌以及灭菌物品的供应部门。消毒供应中心的工作质量直接影响诊疗和护理质量，关系到患者和医务人员的安危。不管是已实现 CSSD 集中供应的口腔医院，还是各级各类开展口腔疾病预防、诊断、治疗服务但未实现 CSSD 集中供应的医疗机构，都须遵循口腔器械处理基本原则进行器械的规范化处理。

（1）工作区域：工作区域包括去污区、检查包装及灭菌区和无菌物品存放区（表 3-2-2），其划分应遵循"物品由污到洁，不交叉、不逆流；空气流向由洁到污；去污区保持相对负压；检查包装及灭菌保持相对正压"的原则；工作区域的布局应与口腔诊疗服务的范围和工作量匹配，符合医院感染预防与控制的要求（图 3-2-50）。

表 3-2-2　口腔诊疗器械处理分区的不同功能

分区	功能
去污区	为污染区域,用于对重复使用的诊疗器械、器具和物品进行回收、分类、清洗、消毒(包括运输器具的清洗消毒等)
检查包装及灭菌区	为清洁区域,用于对已去污的诊疗器械、器具和物品进行检查、装配、包装及灭菌(包括敷料制作等)
无菌物品存放区	为清洁区域,用于对已灭菌物品的存放、保管和发放;一次性用物应设置专门区域存放

注:参照《医院消毒供应中心》WS 310.1-2016 第一部分:管理规范。

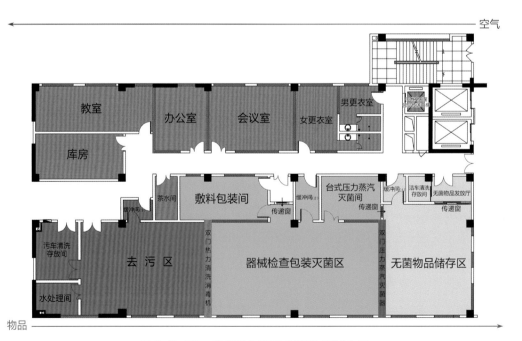

图 3-2-50　笔者所在医院 CSSD 区域布局

工作区域物品由污到洁，不交叉、不逆流；空气流向由洁到污；去污区保持相对负压；检查包装及灭菌区保持相对正压

（2）口腔器械危险程度分类与消毒、灭菌、储存（表3-2-3）：应根据器械危险度分级进行对应级别的消毒、灭菌处理，具体执行可参照《口腔器械消毒灭菌技术操作规范》WS 506-2016执行。牙种植体植入术所需器械均属于高度危险口腔器械，需达到灭菌水平，手术包的包内、包外均应有化学指示物，以便通过观察化学指示物颜色变化，判定是否达到灭菌要求（图3-2-51，图3-2-52）。

需要强调的是，种植手术结束后，应严格按照牙种植体植入术术后器械处理流程对诊疗器械、器具和物品进行规范处置（图3-2-53，图3-2-54）。

表3-2-3　口腔器械危险程度分类与消毒、灭菌、储存

危险程度	口腔器械分类	消毒、灭菌水平	储存要求
高度危险	拔牙器械：拔牙钳、牙挺、牙龈分离器、牙根分离器、凿等	灭菌	无菌保存
	牙周器械：洁治器、刮治器、牙周探针、超声工作尖等		
	根管器具：根管扩大器、各类根管锉、各类根管扩孔钻、根管充填器等		
	手术器械：种植牙、牙周手术、牙槽外科手术用器械，种植牙用和拔牙用牙科手机等		
	其他器械：牙科车针、排龈器、刮匙、挖匙、电刀头等		
中度危险	检查器械：口镜、镊子、器械盘等	灭菌或高水平消毒	清洁保存
	正畸用器械：正畸钳、带环推子、取带环钳子、金冠剪等		
	修复用器械：去冠器、拆冠钳、印模托盘、垂直距离测量尺等		
	各类充填器、银汞合金输送器		
	其他器械：牙科手机、卡局式注射器、抛光器、吸唾器、用于舌/唇/颊的牵引器、三用枪头、成形器、开口器、金属反光板、拉钩、挂钩、口内X线片夹持器、橡皮障夹、橡皮障夹钳等		
低度危险	模型雕刻刀、不锈钢调拌刀、蜡刀等	中、低水平消毒	清洁保存
	其他器械：橡皮调拌碗、橡皮障架、打孔器、牙锤、聚醚枪、卡尺、抛光布轮、技工钳等		

注：参照《口腔器械消毒灭菌技术操作规范》WS 506-2016附录"B"。

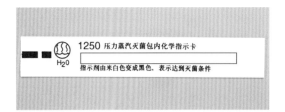

图 3-2-51　灭菌前，化学指示物为淡黄色接近无色（红框示）

图 3-2-52　灭菌后，化学指示物颜色变黑（红框示）

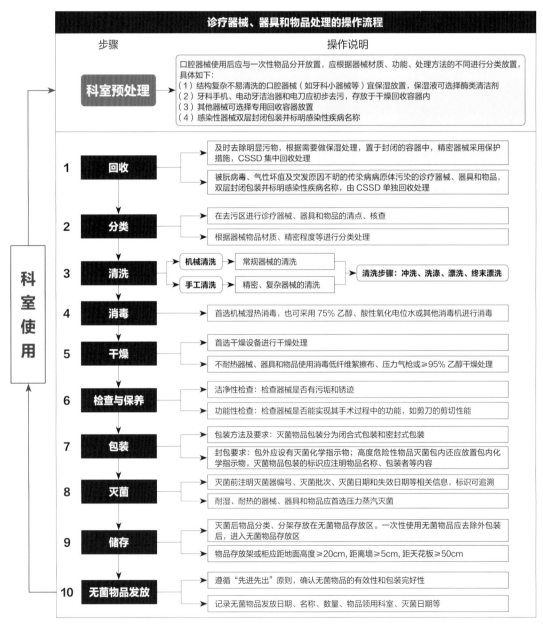

诊疗器械、器具和物品处理的操作流程	
步骤	操作说明

科室预处理

口腔器械使用后应与一次性物品分开放置，应根据器械材质、功能、处理方法的不同进行分类放置，具体如下：
（1）结构复杂不易清洗的口腔器械（如牙科小器械等）宜保湿放置，保湿液可选择酶类清洁剂
（2）牙科手机、电动洁治器和电刀应初步去污，存放于干燥回收容器内
（3）其他器械可选择专用回收容器放置
（4）感染性器械双层封闭包装并标明感染性疾病名称

科室使用

1 **回收**
- 及时去除明显污物，根据需要做保湿处理，置于封闭的容器中，精密器械采用保护措施，CSSD 集中回收处理
- 被朊病毒、气性坏疽及突发原因不明的传染病病原体污染的诊疗器械、器具和物品，双层封闭包装并标明感染性疾病名称，由 CSSD 单独回收处理

2 **分类**
- 在去污区进行诊疗器械、器具和物品的清点、核查
- 根据器械物品材质、精密程度等进行分类处理

3 **清洗**
- 机械清洗　常规器械的清洗
- 手工清洗　精密、复杂器械的清洗 → 清洗步骤：冲洗、洗涤、漂洗、终末漂洗

4 **消毒**
- 首选机械湿热消毒，也可采用 75% 乙醇、酸性氧化电位水或其他消毒机进行消毒

5 **干燥**
- 首选干燥设备进行干燥处理
- 不耐热器械、器具和物品使用消毒低纤维絮擦布、压力气枪或≥95% 乙醇干燥处理

6 **检查与保养**
- 洁净性检查：检查器械是否有污垢和锈迹
- 功能性检查：检查器械是否能实现其手术过程中的功能，如剪刀的剪切性能

7 **包装**
- 包装方法及要求：灭菌物品包装分为闭合式包装和密封式包装
- 封闭要求：包外应设有灭菌化学指示物；高度危险性物品灭菌包内还应放置包内化学指示物，灭菌物品包装的标识应注明物品名称、包装者等内容

8 **灭菌**
- 灭菌前注明灭菌器编号、灭菌批次、灭菌日期和失效日期等相关信息，标识可追溯
- 耐湿、耐热的器械、器具和物品应首选压力蒸汽灭菌

9 **储存**
- 灭菌后物品分类、分架存放在无菌物品存放区。一次性使用无菌物品应去除外包装后，进入无菌物品存放区
- 物品存放架或柜应距离地面高度≥20cm，距离墙≥5cm，距天花板≥50cm

10 **无菌物品发放**
- 遵循"先进先出"原则，确认无菌物品的有效性和包装完好性
- 记录无菌物品发放日期、名称、数量、物品领用科室、灭菌日期等

图 3-2-53　牙种植体植入术后器械处理流程

参照《医院消毒供应中心》WS 310.2-2016 第二部分：清洗消毒及灭菌技术操作规范

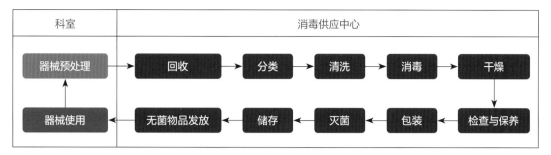

科室	消毒供应中心				
器械预处理	回收	分类	清洗	消毒	干燥
器械使用	无菌物品发放	储存	灭菌	包装	检查与保养

图 3-2-54　牙种植体植入术术后器械处理流程（简图）

5. 按规范整理手术间

（1）诊间消毒：使用消毒纸巾擦拭口腔综合治疗台、手术器械台等物体表面。做好水路冲洗，牙科综合治疗椅内部的水路系统是由狭窄而复杂的细孔树脂软管相互连接而成的，可长达数米；手术过程中，患者口腔中的唾液血液、微生物、切割碎屑等通过负压吸引装置进入到牙科综合治疗椅内部管道中，为避免交叉感染，每台手术结束后应严格冲洗水路，建议回吸吸唾管至少 30 秒，并冲洗痰盂。

（2）空气消毒：治疗结束后，应做好空气消毒，建议使用人机共存的紫外线空气消毒净化设备持续改善空气质量。

一般来说，牙种植体植入术术后护理包括患者护理、健康指导、器械处置及环境处置，我们常会借助一张护理清单，从以下 4 个方面进行操作检查及落实。

医疗机构名称：_____

检查人员：_____ 检查日期：_____

检查要求	落实标准	检查结果 （完成请在"□"打√）
患者护理	1. 关闭手术灯，依次取下吸唾管、无菌单、治疗巾，调节 椅位至坐位，患者休息 3~5 分钟	□
	2. 传递冰袋给患者，并指导冰敷方法	□
	3. 协助患者下椅位，送出治疗室交接给家属	□
	4. 将取药单、术后检查单交与患者并告知地点	□
	5. 做好复诊预约，预约拆线时间	□
	6. 完善相关护理记录	□
健康指导	1. 告知患者术后注意事项	□
	2. 用药指导　指导患者遵医嘱用药，以防感染	□
	3. 术后饮食指导	□
	4. 口腔卫生指导	□
	5. 口腔保健用品使用指导	□
	6. 告知患者术后常见症状及处理办法	□
器械处置	1. 马达线圈的收纳　马达盘绕直径应大于15cm	□
	2. 消毒纸巾擦拭表面污渍	□
	3. 慢速冲洗机头，去除弯机内部残留的杂质	□
	4. 注清洁剂和润滑剂，清洁和润滑弯机	□
	5. 在流动水下用软毛刷清洗钻针残留的骨屑和血迹	□
	6. 拆卸多组件物品，再清洁、消毒、灭菌备用	□
环境处置	1. 诊间消毒	□
	2. 物表消毒	□
	3. 空气消毒	□

✔ 第三节
牙种植骨组织增量
患者的护理

牙槽骨的骨质和骨量条件是种植治疗成功的最重要影响因素之一，在牙种植体植入术中，常会遇到骨量不足的问题，不仅缩小了种植治疗的适应证，也增加了种植治疗失败的风险。随着种植技术的不断发展，骨增量技术在种植治疗中广泛应用，为种植治疗提供了理想的骨量条件。因此，护理人员做好骨增量患者的护理配合也是十分重要的。那么，**什么是骨增量技术呢？其护理配合与常规种植手术又有何不同呢？**

一、骨组织增量概述

实习同学 C3 刚进入种植治疗室不久，她发现：有的患者简单植入骨代用品，盖上屏障膜叫骨增量手术，而有的患者手术十分复杂，还需要取自己的骨块用钛钉固定。老师告诉她，这也是骨增量手术。**该同学十分困惑，什么叫骨增量手术，又包括哪些术式呢？**

在牙种植体植入术中，常见的骨增量术式包括：引导骨再生术、牙槽骨劈开术、上颌窦底提升术、外置法植骨术、牵张成骨术等。在众多的骨增量技术中，医生的操作技术是关键因素，同时也需要用到不同的骨代用品和屏障膜来促进术区的成骨（图 3-3-1，图 3-3-2）。

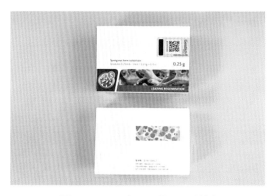

图 3-3-1　常用骨代用品材料

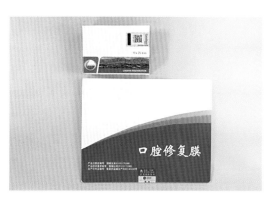

图 3-3-2　常用屏障膜材料

二、牙种植骨组织增量患者的护理

牙槽嵴的骨质和骨量是牙种植治疗成功的重要影响因素。刚才实习同学 C3 提到，不同的术式都统称为骨增量手术，**那么骨增量手术究竟包含哪些术式呢？**经过多年的探讨、研究，目前临床已出现多种骨增量术式，使牙种植的临床适应证得到进一步扩大，那么在牙种植体植入术中，**不同骨增量术式的适应证是什么呢？护士又该如何进行有效的护理配合呢？**下面将为大家讲述引导骨再生术、上颌窦底提升术、外置法植骨术等术式的护理配合。

（一）引导骨再生护理配合

规培护士 D3 刚由其他科室轮转至种植科，正在带教老师的指导下，进行种植术中配合，遵医嘱备 0.25g 骨代用品和 13mm×25mm 屏障膜，规培护士 D3 看见无菌杯里的白色小颗粒和一张皱巴巴像白纸一样的材料，一脸茫然地看着带教老师，问道"老师，这个白色小颗粒是什么呢？那张像白纸一样的材料在治疗中起什么作用呢？"

不仅是规培护士会有以上的疑问，许多患者也会有相似的疑惑，**那么作为种植科护士的我们，应该如何来回答以上问题呢？**接下来将为大家详细介绍引导骨再生技术。

引导骨再生（guided bone regeneration，GBR）是基于引导组织再生（guided tissue regeneration，GTR）技术发展而来，原理是由于各种组织细胞迁移速度不同，将屏障膜置于软组织与骨缺损之间，建立生物屏障，创造一个相对封闭的组织环境，阻止干扰骨形成且迁移速度较快的结缔组织细胞和上皮细胞等进入骨缺损区，而允许有潜在生长能力、迁移速度较慢的成骨前体细胞优先进入骨缺损区，优势生长，同时保护血凝块，维持血凝块充填的间隙，减缓压力，实现缺损区的骨修复性再生（图 3-3-3）。

引导骨再生（GBR）是近年来应用广泛的修复骨缺损的方法之一，也是修复骨缺损的常规治疗方法。

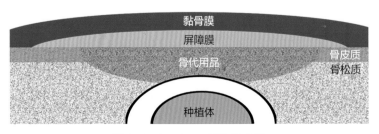

图 3-3-3　GBR 操作示意图

【护理配合】

1. 术前准备 同种植一期手术术前准备，详细内容见本章第二节之牙种植体植入术术前护理，值得注意的是还需进行以下准备：

（1）特殊器械：直角拉钩、明尼苏达拉钩、骨刮匙、骨代用品充填器、骨代用品输送器等（图3-3-4）。

（2）心理护理：由于手术创口较大，治疗时间较长，护士与患者沟通时要耐心、亲切，用通俗易懂的语言向患者及家属介绍治疗方案，包括治疗所需要的时间、过程以及费用。向患者详细介绍术中注意事项，使患者了解治疗过程，消除焦虑及紧张情绪。

2. 术中配合 种植一期手术的护理配合在前面的章节中已详细阐述，详见本章第二节。下面让我们来看一看在引导骨再生术中有哪些需要特别注意的方面。

（1）备洞：术中配合医生翻开黏骨膜瓣，牵拉唇、颊黏膜。在医生进行窝洞预备的过程中，帮助医生暴露术区视野。根据术前计划，助手可以在备洞过程中使用刮匙辅助收集自体骨屑。操作过程中，注意使用吸唾管清理口内冷却水等液体。操作间隙，嘱患者可闭口休息，避免长时间张口引起关节不适。随时观察患者生命体征，询问患者有无不适感，指导患者配合医生操作，缩短治疗时间。

（2）植入种植体：种植体植入前，及时吸走种植窝洞周围的唾液，植入种植体时，注意不要将吸唾管太靠近种植体周，避免触碰到种植体表面。

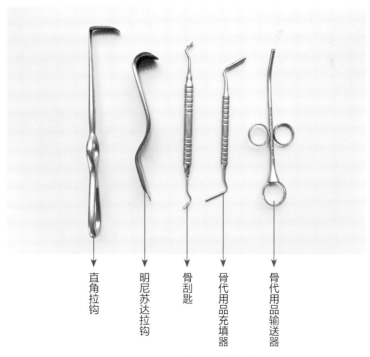

直角拉钩　明尼苏达拉钩　骨刮匙　骨代用品充填器　骨代用品输送器

图 3-3-4　GBR 术中特殊器械

（3）植入骨代用品和覆盖屏障膜：待种植体植入后，助手应整理器械，更换无菌的骨代用品输送器，然后牵开黏骨膜瓣，充分暴露植骨区。助手可以根据医生的需求协助医生输送、充填骨代用品，放置屏障膜。在整个过程中，需要及时吸走植骨区的唾液，避免唾液污染植骨区，但又不宜太靠近植骨区，避免导致骨代用品和屏障膜移位（图3-3-5，图3-3-6）。

（4）缝合：骨增量术式的缝合步骤较多，助手需要根据医生的操作灵活调整，包括牵拉软组织瓣、清理术区血液唾液、整理缝线等。操作时应尽量轻柔，减少对组织瓣的刺激，并避免造成骨代用品和屏障膜移位。

3. 术后注意事项及健康指导

（1）常规注意事项详见本章第二节之牙种植体植入术术后护理。

（2）特殊指导：告知患者由于该手术创伤较大，术后可能会出现术区甚至面部水肿或青紫；术后减少大张口等大幅度口腔运动，减少牵拉压迫术区黏膜；术后出现颗粒物脱出是正常现象，如大量颗粒物从创口漏出需要联系医生复诊；术后3个月内尽量避免压迫和挤压按摩植骨区域。若有临时活动义齿，组织面应充分缓冲，严防压迫植骨区域。

（二）上颌窦底提升术种植护理配合

规培护士E3在临床工作中发现，某些骨增量术式会用到骨锤敲击。老师说，这种术式叫上颌窦底提升术，**什么是上颌窦底提升术呢？**

上颌后牙缺失后，因牙槽骨吸收、骨质疏松、上颌窦气化等原因，常常造成垂直骨量不足，使该区牙种植治疗的临床应用受到很大限制。上颌窦底提升术是指通过手术将上颌窦的窦底黏膜提升，在新形成的空间植入或不植入骨代用品，从而增加上颌窦下壁至牙槽骨嵴顶的骨量。

3

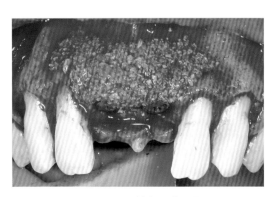

图 3-3-5　植入骨代用品

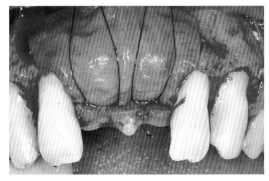

图 3-3-6　覆盖屏障膜

规培护士 E3 在为上颌窦底提升术准备用物时发现，为什么有时候准备的器械是骨锤、提升器械，有时候又是超声骨刀呢？原因是上颌窦底提升的入路不同，根据其不同可将上颌窦底提升分为经牙槽嵴顶上颌窦底提升术和经侧壁上颌窦底提升术两种。一般根据牙槽嵴顶到上颌窦下壁的距离（也可称为窦嵴距），选择不同的上颌窦底提升术式。

1. 经牙槽嵴顶上颌窦底提升术　"我会轻轻敲一下，有任何不适，请轻哼一声示意我"，叮叮当、叮叮当……规培护士 E3，疑惑地问道："**老师，这是在做什么呢？敲得叮叮当当的？**"该规培护士十分疑惑这是什么手术，这就是经牙槽嵴顶上颌窦底提升术。接下来，就为大家详细介绍经牙槽嵴顶上颌窦底提升术的护理配合。**那么，什么是经牙槽嵴顶上颌窦底提升术呢？**

经牙槽嵴顶上颌窦底提升术即在牙槽嵴顶预备窝洞，使用器械穿通上颌窦下壁，抬升窦底黏膜，植入或不植入骨代用品。完成上颌窦底提升术后，可同期植入种植体（图 3-3-7，图 3-3-8）。

（1）适应证和高风险因素

1）适应证：该术式适用于上颌后牙缺失，计划进行种植修复，且缺牙区垂直骨量不足的病例。目前常用于剩余骨高度≥4mm 的情况。

2）高风险因素：除种植一般禁忌证外，上颌窦炎症、上颌窦根治术后、上颌窦肿瘤、长期吸烟及近期外伤导致上颌骨骨折等情况会增加手术失败的风险。

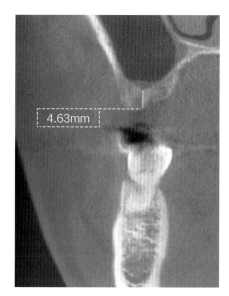 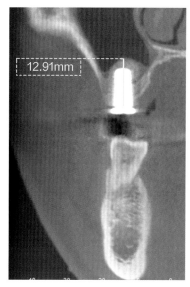

图 3-3-7　上颌窦底提升术前 CBCT，骨嵴顶至窦底的骨高度为 4.63mm

图 3-3-8　上颌窦底提升术后 CBCT，经上颌窦底提升术后，骨嵴顶至窦底的骨高度提升至 12.91mm

（2）术前准备

1）该术式的准备包括常规种植术前准备，详细内容见本章第二节之牙种植体植入术术前护理内容。值得注意的是需要通过 CBCT 严格评估患者的窦嵴距、上颌窦前后距及下壁形态，是否有骨嵴或纵隔，是否有侧壁血管，观察窦黏膜的健康情况，是否有炎症、囊肿等。

2）特殊器械：上颌窦底提升器械、骨锤等（图 3-3-9，图 3-3-10）。

（3）术中配合：种植一期手术的护理配合在前面的章节里已详细阐述，详细内容见本章第二节之牙种植体植入术术中护理。下面让我们来看一看在经牙槽嵴顶上颌窦底提升术中有哪些需要特别注意的方面。

1）术前指导：助手需要指导患者进行鼻腔鼓气试验，以便术中配合医生检查上颌窦黏膜的完整性。

2）保护口角：由于术区常常位于上颌后牙区，术中需要充分牵拉患者口角暴露术区，同时应注意避免拉伤口角，可于患者口角处涂抹红霉素眼膏。

3）经牙槽嵴顶行上颌窦底提升：如果选择敲击方式进行提升，在医生行敲击前，需提前告知患者，取得患者配合，避免突然敲击惊吓到患者。医生在患者口内敲击上颌窦底提升时，助手需充分牵拉颊侧黏膜瓣，观察敲击深度。同时，为了避免敲击时产生的震动增加患者的不适感，助手可按住患者鼻根部，阻断上颌骨的震动向颅骨传递，并留意患者有无不适感（图 3-3-11）。

4）检查上颌窦黏膜：协助患者行鼻腔鼓气试验，检查上颌窦黏膜是否完整。

5）其他：植入骨代用品前，助手需要更换无菌的骨代用品输送器械。然后充分牵拉暴露术区视野，协助医生将骨代用品充填入上颌窦底提升区，避免骨代用品接触到龈沟等非洁净区；如医生选择同期植入种植体，助手需配合医生进行种植体的植入，具体配合流程详见本章第二节之牙种植体植入术术中护理。

3

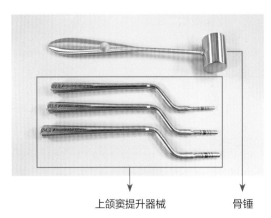

上颌窦提升器械　　　　骨锤

图 3-3-9　上颌窦底敲击提升器械

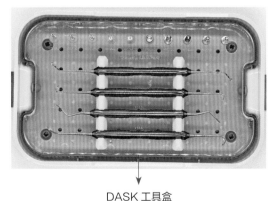

DASK 工具盒

图 3-3-10　上颌窦底提升 DASK 工具盒

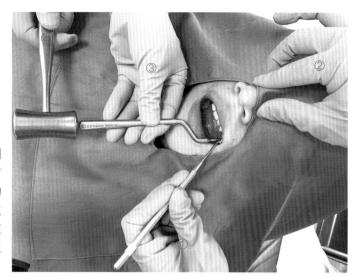

图 3-3-11　上颌窦底敲击提升
①助手左手持骨膜剥离子牵拉颊侧黏膜瓣，暴露提升高度；②助手右手轻按患者鼻根部，阻断上颌骨的震动向颅骨传递，避免敲击时产生的震动增加患者不适感；③医生左手固定上颌窦底提升器械；④医生右手持骨锤轻轻敲击

2. 经侧壁上颌窦底提升术　实习护士 F3 观摩一台上颌窦底侧壁提升术后，向带教老师提出以下疑问："老师，我之前所观摩的骨增量术式都是在种植窝洞内填充骨代用品或自体骨，怎么这个术式反而要去掉患者的骨组织呢？我看医生捏住患者鼻子让患者呼吸又是怎么一回事呢？""老师，我之前观摩的上颌窦底提升术，是需要骨锤敲击的，这两种都是上颌窦底提升术吗？有什么区别呢？"不知实习护士 F3 观摩手术后的这些疑问，是否也是你在临床中遇到的疑问呢？那么，接下来我们将根据上述问题，为大家做详细介绍。

Tatum 早期开展的上颌窦底提升植骨术，后改良成为经典的经侧壁上颌窦底提升术。该术式在上颌窦侧壁开窗，直视下将上颌窦下壁黏膜剥离，在上颌窦下壁黏膜和骨面之间填充骨代用品，有效地增加了种植位点的垂直骨量（图 3-3-12~图 3-3-17）。该术式在直视下操作，利于控制提升高度，有效保护窦黏膜和准确定位，但术式相对复杂，创伤较大，手术时间较长。

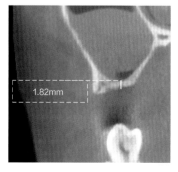

图 3-3-12　术前 CBCT

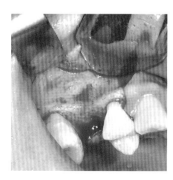

图 3-3-13　翻瓣暴露上颌窦侧壁骨面

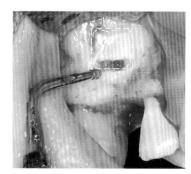

图 3-3-14　侧壁开窗（如黄色虚线框所示）

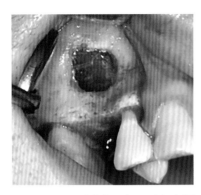

图 3-3-15 侧壁开窗，剥离上颌窦黏膜

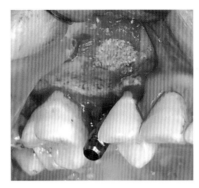

图 3-3-16 完成骨代用品的充填及种植体植入

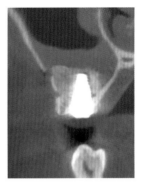

图 3-3-17 术后 CBCT 显示提升效果良好

（1）适应证和高风险因素

1）适应证：该术式适用于上颌后牙缺失，且缺牙区垂直骨量不足，计划进行种植修复的病例。目前对于剩余骨高度 <4mm 的情况，通常选用经侧壁上颌窦底提升术。

2）高风险因素：除种植一般禁忌证以外，如存在上颌窦肿瘤、上颌窦急性炎症、严重过敏性鼻炎以及重度吸烟者等，会增加手术失败的风险。

（2）术前准备

1）术前评估：该术式的准备除常规种植术前准备外（详见本章第二节之牙种植体植入术术前护理），还需要通过 CBCT 严格评估患者窦嵴距、上颌窦前后距及下壁形态，是否有骨嵴或纵隔，是否有侧壁血管，观察窦黏膜的健康情况，是否有炎症、囊肿等。

2）特殊器械：经侧壁上颌窦底提升工具盒、超声骨刀、咬骨钳、明尼苏达拉钩、直角拉钩等（图 3-3-18~图 3-3-20）。

（3）术中配合：种植一期手术的护理配合在前面的章节中已详细阐述（详见本章第二节之牙种植体植入术术中护理），下面让我们来看一看在经侧壁上颌窦底提升术中有哪些需要特别注意的方面。

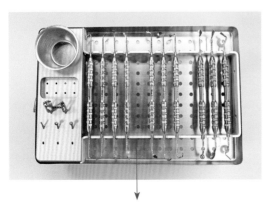

图 3-3-18 上颌窦侧壁开窗器械

上颌窦侧壁开窗器械

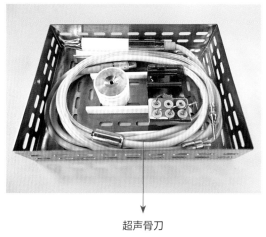

超声骨刀

图 3-3-19 超声骨刀

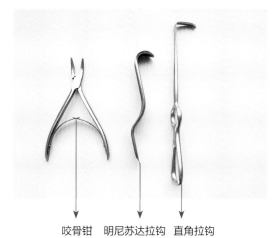

咬骨钳　明尼苏达拉钩　直角拉钩

图 3-3-20 咬骨钳、明尼苏达拉钩、直角拉钩

1）术前指导：助手需要指导患者进行鼻腔鼓气试验，以便术中配合医生检查上颌窦黏膜的完整性。

2）保护口角：该术式需要暴露上颌后牙区根方的侧壁骨面，因此助手常常需要采用直角拉钩充分牵拉患者口角，应注意避免拉伤口角，可于术前在患者口角处涂抹红霉素眼膏。

3）有效吸唾：助手应及时吸走术区的血液唾液，保证骨面视野清晰，避免医生在取骨过程中触碰周围黏膜。

4）侧壁开窗：完成侧壁开窗后（图 3-3-21），助手应检查上颌窦黏膜有无裂口，传递专用的上颌窦黏膜剥离子于医生，待医生剥离后，助手可以辅助观察窦黏膜随呼吸上下移动的情况（图 3-3-22）。

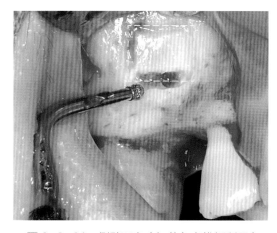

图 3-3-21 侧壁开窗（如黄色虚线框所示）

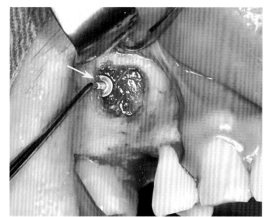

图 3-3-22 使用盘状剥离子剥离窦黏膜（黄色箭头所示）

5）植骨：完成上颌窦黏膜剥离后，助手需要更换无菌的骨代用品输送器械，将骨代用品与术中收集的自体骨混合备用。助手牵拉黏骨膜瓣，充分暴露上颌窦外侧骨壁，协助医生将骨代用品填充于抬起的上颌窦底黏膜下，避免骨代用品接触到非洁净的区域；如医生选择同期植入种植体，助手需配合医生进行种植体的植入，具体配合流程详见本章第二节之牙种植体植入术术中护理。缝合时不宜过度牵拉患者口角，避免影响黏骨膜瓣复位。

3. 上颌窦底提升术术后注意事项 常规术后注意事项，详见本章第二节之牙种植植入术术后护理。术后可使用呋喃西林麻黄素滴鼻液，缓解鼻黏膜充血，消除患者鼻塞现象；术后避免使劲擤鼻、打喷嚏和剧烈咳嗽，以免增加上颌窦内压力，对上颌窦黏膜造成冲击，建议患者在打喷嚏时张口，避免窦腔内压力过大。告知患者术后 3 天内，鼻腔分泌物有少量血丝是正常现象，不必恐慌。术后应注意保暖，避免感冒。

（三）外置法植骨术护理配合

实习护士 G3 观摩一台外置法植骨术后，问了带教老师以下问题："老师，我看见医生在患者口内磨了一阵，取下一小块骨头，然后放在患者口内的另一个地方，那为什么不直接填充骨代用品呢？老师，那种金属小螺丝钉是干嘛的？植入的小螺丝需要取出来吗？"看到实习护士 G3 的疑问，你们会不会觉得挺疑惑，又是取骨，又是螺丝钉的。是的，这就是外置法植骨术。**接下来，就让我们一起来看看，什么是外置法植骨术？**

外置法植骨术（onlay bone grafting）是一项从其他部位获取游离自体骨块，固定在骨缺损位点，可以同时配合使用骨代用品及屏障膜进行骨增量的术式。该术式采用患者自体骨块，具有较好的骨引导和骨诱导效果，但需要开辟第二术区（图 3-3-23~图 3-3-26）。

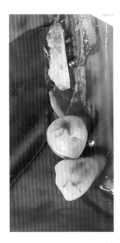 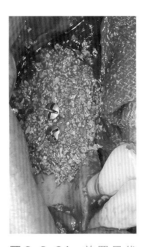 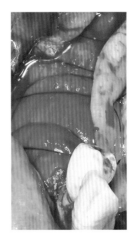 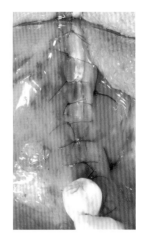

图 3-3-23 固定游离自体骨块　图 3-3-24 放置骨代用品　图 3-3-25 覆盖屏障膜　图 3-3-26 缝合，完成骨缺损位点的外置法植骨术

1. 外置法植骨术的适应证 缺牙区伴牙槽嵴垂直向和/或水平向的严重骨缺损，难以通过引导骨组织再生、骨劈开等技术恢复骨高度及宽度的情况。

2. 术前准备

（1）特殊器械：Onlay 工具盒、超声骨刀、骨膜钉工具、骨凿、骨锤、咬骨钳（图 3-3-27~图 3-3-29）。

（2）特殊材料：骨膜钉、骨代用品、屏障膜等（图 3-3-30）。

3. 术中配合 常规护理配合详见本章第二节之牙种植体植入术术中护理，该术式还需特别注意以下护理配合步骤：

（1）取骨：口内自体骨供区常选在颏部、下颌骨外斜线处。在切割、撬取自体骨时，助手需充分牵拉术区黏膜，暴露手术区域，避免取骨器械触碰到周围黏膜，并及时吸走供骨区的血液唾液，保证手术视野清晰。取骨过程中器械的声音、局部冲洗、作用力等可能造成患者紧张，术中助手应注意关怀患者，缓解患者紧张情绪，严密观察患者生命体征（图 3-3-31）。

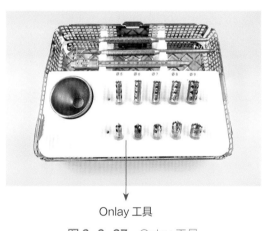

Onlay 工具

图 3-3-27 Onlay 工具

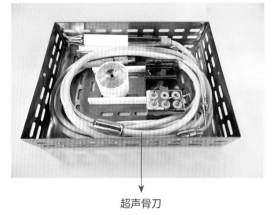

超声骨刀

图 3-3-28 超声骨刀

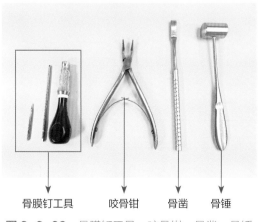

骨膜钉工具　咬骨钳　骨凿　骨锤

图 3-3-29 骨膜钉工具、咬骨钳、骨凿、骨锤

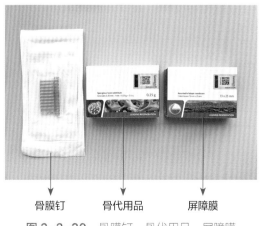

骨膜钉　骨代用品　屏障膜

图 3-3-30 骨膜钉、骨代用品、屏障膜

（2）修整自体骨块：医生通常需要对取下的骨块进行修整，使之与受区的解剖形态吻合，并制备固定螺钉孔洞。在此过程中，助手协助医生固定骨块，避免骨块滑脱。

（3）自体骨块移植固定：助手需将固定螺钉置于持钉工具上，并传递给医生，协助医生将骨块固定在手术区域，避免骨块在螺钉旋入的过程中出现移位、旋转，最终完成骨块的固定（图3-3-32）。

（4）骨代用品和屏障膜的放置：固定骨块后，可以配合使用骨代用品及屏障膜，以缓冲骨块对表面软组织的刺激，获得更好的骨增量效果。具体护理配合详见本节引导骨再生植骨护理配合（图3-3-33）。

（5）缝合：外置法植骨术的缝合步骤较多，助手需要根据医生的操作灵活调整，包括牵拉黏骨膜瓣、清理术区血液唾液、整理缝线等。操作时应轻柔，减少对黏骨膜瓣的刺激，并避免造成骨块、骨代用品和屏障膜移位。

4. 术后处理 常规术后注意事项，详见本章第二节之牙种植体植入术术后护理，需特别注意的是：告知患者由于该手术创伤较大，术后可能会出现术区甚至面部水肿或青紫。嘱患者于供骨区和植骨区进行间歇性地冰敷，可缓解疼痛和术后肿胀；术后减少大张口等大幅度口腔运动，减少牵拉压迫术区黏膜。术后若出现少量颗粒状物脱出是正常现象，如大量颗粒物从创口漏出需要及时联系医生复诊。术后3个月内尽量避免压迫和挤压按摩骨增量区域。若有临时活动义齿，组织面应充分缓冲，严防压迫植骨区域，保证骨块和骨代用品的稳定性。

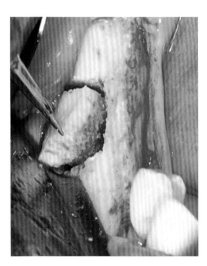 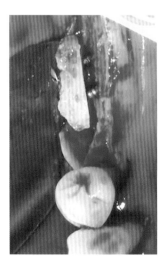 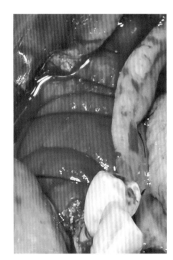

图3-3-31　自体骨块　　　图3-3-32　固定自体骨块　　　图3-3-33　术区覆盖屏障膜

第四节
牙种植二期
手术护理

实习同学 H3 在种植修复诊室发现，每天都会有很多患者行牙种植二期手术，经常会有医生说"××同学，请帮我准备一个 ×× 系统的牙种植二期手术用物……再帮我测量一下患者的血压……"。**那么，什么是牙种植二期手术，实习同学应该如何协助医生准备手术用物，带教老师又应该如何全面细致地为实习同学讲解牙种植二期手术护理呢？**

首先，我们需要告知实习同学，**什么是牙种植二期手术？** 牙种植体植入术根据种植手术类型可分为埋入式种植和非埋入式种植，埋入式种植在种植体与牙槽骨完成骨结合后，需行第二次手术暴露并取出覆盖螺丝，安装愈合基台，必要时还需要同期取出不可吸收性屏障膜和钛钉等，并进行必要的软组织处理，形成种植体穿龈袖口，这称为二期手术。

在告知实习同学什么是牙种植二期手术后，接下来可按照牙种植二期手术流程详细介绍手术护理，包括术前护理评估及准备、术中护理配合、术后患者护理及用物处理等。

一、牙种植二期手术术前护理

（一）牙种植二期手术护理评估

1. 系统疾病史及口腔状况　牙种植二期手术和一期手术间隔一定时间，医护人员依然需要按照一期手术的标准评估患者的系统疾病史和口腔情况。

2. 影像学检查　根据需求选择合适的影像学检查，通过影像学检查（根尖片、全景片、CBCT 等）判断患者种植体位置、周围骨质情况、骨结合程度等。

3. 心理-社会状况　护士可使用通俗的语言与患者进行有效沟通，患者是否了解牙种植二期手术的必要性，对种植义齿功能及美观的期望值，患者的经济承受能力、精神状态和心理状况等，充分评估后对患者进行个性化的心理护理，并告知患者与种植一期手术相比，二期手术创伤较小，以减轻患者紧张焦虑等不适感。

4．其他 二期手术虽创伤较小，但操作过程中仍需进行局部麻醉，因此，术前需询问患者是否进食，若患者空腹时间较长，建议患者进食并清洁口腔后再行二期手术。测量患者血压及脉搏，若患者血压过高，可暂缓手术或在心电监护下行二期手术。

（二）牙种植二期手术护理准备

完善的术前准备是降低手术风险保证牙种植成功的重要环节。**术前准备包括环境准备、用物准备、患者准备和医护人员准备。那么术前准备具体是怎样的呢？**

1．环境准备

（1）空气消毒：二期手术一般在口腔修复诊室进行，需要注意的是仍需常规做好空气消毒，减少空气中的菌落数，以防交叉感染，建议诊室定时开窗通风，保持空气流通，并使用人机共存的紫外线空气消毒净化设备持续改善空气质量。

（2）诊间消毒：使用消毒湿纸巾擦拭椅位后，在高频接触点粘贴避污膜避污，遵循从左至右，由上至下的原则：

1）护理吸唾区：水/气枪和把手。

2）冷光灯开关及把手。

3）头靠、牙椅及两侧把手。

4）医生治疗区：治疗台面、把手、高低速手机接头和水/气枪。

（3）水路冲洗：建议每日开诊前，管道冲洗2~3分钟，每次治疗结束后，冲洗手机和水路30秒，减少回吸污染，防止交叉感染。

2．患者准备 二期手术仍需按照一期手术要求进行相关术前准备，具体方法同一期手术术前患者准备，包括术前核查、患者个人准备以及指导患者术中注意事项。需要注意的是：

（1）侵入性操作均需遵循无菌原则：术前严格口内消毒和口外消毒，减少感染风险。

（2）指导患者术中注意事项：告知患者配合注意事项，若感到任何不适及时告知，可轻举左手示意或轻哼一声，需要特别强调的是，术中若有小器械不慎掉落口中，应告知患者不要惊慌说话或做任何吞咽动作，避免小器械误吞误吸。

3．用物准备（图3-4-1） 完善的术前准备不仅可以提高医护工作效率，还可预防交叉感染，保障医疗安全，需常规备好以下用物：

（1）一次性用物：麻醉针头、纱球、橡胶手套、口杯、刀片、缝针缝线、吸唾管、冲洗空针等。

（2）特殊用物：牙种植二期手术器械包、种植修复器械盒、愈合基台等。

（3）药物准备：1%聚维酮碘、5%聚维酮碘、75%乙醇、麻醉药物、生理盐水等。

（4）急救用物：为确保医疗质量安全，诊室仍需常规配置抢救车和相关仪器设备（心电监护仪、氧气筒、除颤仪等）定点放置，必要时使用。

除以上用物准备外,在临床工作中,我们还应根据实际情况准备相应用物,并根据二期手术使用顺序整理手术台面(图3-4-2)。

　　4. 医护人员准备　医护人员在二期手术中仍需遵循无菌操作原则,并做好标准防护。

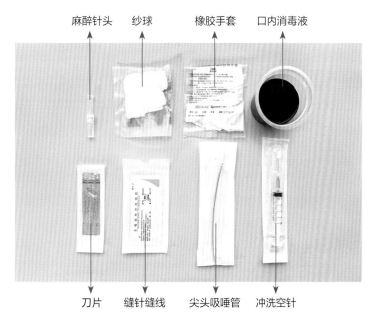

麻醉针头　纱球　橡胶手套　口内消毒液

刀片　缝针缝线　尖头吸唾管　冲洗空针

图3-4-1　牙种植二期手术一次性用物准备

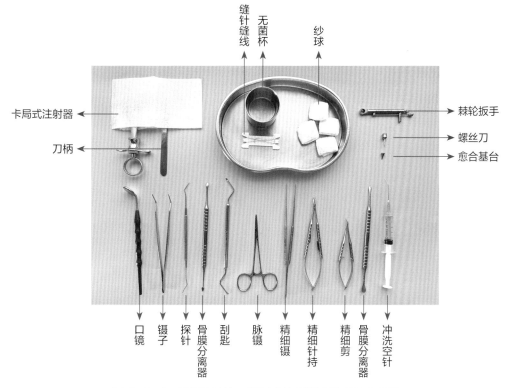

缝针缝线　无菌杯　纱球

卡局式注射器　棘轮扳手

刀柄　螺丝刀　愈合基台

口镜　镊子　探针　骨膜分离器　刮匙　脉镊　精细镊　精细针持　精细剪　骨膜分离器　冲洗空针

图3-4-2　根据牙种植二期手术使用顺序整理手术台面

二、牙种植二期手术术中护理

在行二期手术时，建议四手操作，患者采取放松的仰卧位，医护采取舒适的坐位操作，医护双手在口腔治疗中配合操作，平稳迅速地传递所用器械及材料，从而提高工作效率及医疗质量，也可避免交叉感染，但也要求助手在操作前将用物准备齐全。**那么，在手术过程中助手该如何进行有效护理配合呢？首先我们来看一个病例（图3-4-3~图3-4-6）。**

常规牙种植二期手术相对于牙种植体植入式而言较为简单，但是仍然离不开医护的精准配合，**那么护士应该如何做好牙种植二期手术术中护理配合呢？**

（一）局部麻醉

与一期手术大致相同，二期手术常规使用卡局式注射器进行局部麻醉，也可根据需要使用表面麻醉药物和C-CLAD，仍需注意的是在传递和收回卡局式注射器时需使用弯盘，麻醉针头用纱布块保护，以防针刺伤。

（二）牙龈切开

助手传递探针给医生检查麻醉效果，待麻醉起效后，助手用弯盘传递手术刀给医生用于牙龈切开，传递骨膜剥离子用于分离黏骨膜瓣。助手在四手配合过程中遵循无菌原则，及时吸唾，充分暴露术区视野。

（三）取出覆盖螺丝，安装愈合基台

助手检查螺丝刀螺纹是否清晰，传递螺丝刀给医生，取出覆盖螺丝，更换为愈合基台。

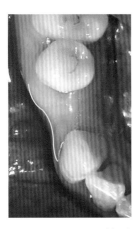 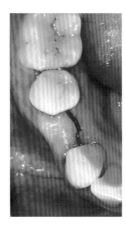 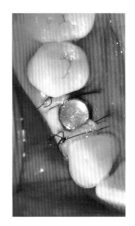 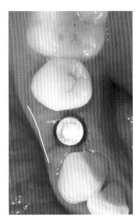

图3-4-3 44牙位种植二期术前，颊侧丰满度欠佳（黄色线条示）

图3-4-4 44牙位种植体牙槽嵴顶偏舌侧切口

图3-4-5 更换愈合基台后缝合（颊侧"L"形瓣辅助关闭伤口）

图3-4-6 术后2周，颊侧丰满度得到改善（黄色线条示）

（四）缝合

助手传递缝针缝线给医生，用于缝合创口。

（五）冲洗、止血

助手用冲洗空针抽吸生理盐水传递给医生，冲洗术区，助手协助吸唾，冲洗完毕后将干纱球置于患者口内术区，嘱患者轻咬纱球，压迫止血，并用湿纱球擦拭患者口周血迹。

三、牙种植二期手术术后护理

正确有效的术后护理可保证患者安全，避免交叉感染的发生。**那么在牙种植二期手术后，助手应如何做好术后护理呢？**

（一）患者术后护理

1. 关闭灯光，依次取下吸唾管、治疗巾。

2. 调节患者椅位至坐位，嘱患者休息 3~5 分钟，观察患者神志、意识、面色等，避免因体位性低血压造成一过性的晕厥。

3. 询问患者无不适后协助患者下椅位。

4. 告知患者术后注意事项，并做好复诊预约，一般术后 7~10 天拆线。

5. 患者健康指导　牙种植二期术后健康指导基本同种植一期手术一致，除此之外，还应告知患者以下内容：

（1）保持口内愈合基台清洁，可采用无菌棉签蘸清水擦拭干净。

（2）若愈合基台出现松动或脱落现象，及时就诊。

（二）手术用物处理

与牙种植体植入术用物处理一致，手术结束后首先需做好锐器处理，应先将刀片、缝针、麻醉针头等整理出来，放置于锐器盒内。其次是做好用物分类处理，一次性用物按要求进行分类处理，可重复使用器械消毒灭菌备用，严格遵守"口腔器械一人一用一消毒和（或）灭菌"原则，最后按规范整理手术间，做好诊间消毒和空气消毒相关工作。

一般来说，牙种植二期手术护理包括术前评估、术前准备、术中配合、术后处置及健康指导。我们常会借助一张护理清单，从以下 5 个方面进行操作检查及落实。

清单：牙种植二期手术护理清单

医疗机构名称：_____

检查人员：_____ 检查日期：_____

检查要求	落实标准	检查结果 （完成请在"□"打√）
术前评估	1. 评估患者的系统疾病史和口腔情况	□
	2. 影像学检查	□
	3. 心理-社会状况	□
	4. 检查患者口腔卫生和口腔黏膜情况	□
术前准备	1. 空气消毒	□
	2. 诊间消毒	□
	3. 指导患者术中注意事项	□
	4. 患者口内消毒	□
	5. 一般用物及一次性用物准备	□
	6. 相关手术器械准备	□
	7. 药物准备	□
	8. 特殊用物准备：愈合基台等	□
术中配合	1. 体位正确	□
	2. 调节灯光	□
	3. 按顺序摆放用物	□
	4. 传递麻药，协助局部麻醉	□
	5. 协助牵拉与吸唾	□
	6. 传递探针给医生检查麻醉效果	□
	7. 传递手术刀用于牙龈切开	□
	8. 传递螺丝刀，取覆盖螺丝，安装愈合基台	□
	9. 传递缝针缝线，用于缝合创口	□
术后处置	1. 协助患者下椅位，交接给家属	□
	2. 口腔诊疗器械规范预处理	□
	3. 用物、环境整理	□
健康指导	1. 术后注意事项	□
	2. 口腔卫生指导	□
	3. 预约复诊时间	□

第五节
种植印模制取的护理

种植修复的印模制取方法与常规修复的印模制取方法有所不同，种植修复印模不仅要准确反映口腔内剩余牙的解剖形态和周围软组织状况，同时需要在制取印模过程中使用相应的成品印模帽和替代体将种植体或基台在口腔内的位置、方向复制到模型上，然后在替代体上进行上部结构的制作。这种方法可有效提高印模的准确性，保证修复体的加工精度。这一节将为大家详细介绍种植印模的制取流程及护理。

在第二章第一节中，我们已经提到了印模技术，**那什么是种植义齿的印模制取呢？**种植义齿印模的制取是由医生精准地复制出种植体所在空间的三维位置，如种植体与周围牙龈之间的位置关系，可分为开窗式印模制取和非开窗式印模制取，那么，**其护理程序是怎样的呢？**

一、种植印模制取的护理评估

1. 评估患者健康史 除了解与一期、二期手术类似的全身系统情况外，还需了解是否有取模相关的印模材料过敏史，口扫取模需了解患者有无心脏支架等，避免操作过程中发生意外。

2. 口腔检查 除常规的口内检查，还需检查患者口内是否存在明显倒凹、有无修复体。根据口内情况可使用小棉球对倒凹进行填充，并告知患者修复体在取模过程中有脱落的可能。

二、种植印模制取的护理准备

操作前完善的用物准备，可有效提高医护人员的工作效率，避免交叉感染。操作前准备包括患者准备、用物准备、医护人员准备，**那具体的内容有哪些呢？**

（一）患者准备

1. 良好的医护沟通　与医生有效的沟通，有利于提高护士的工作效率。在操作之前，护士应及时有效地与医生沟通，了解患者的具体情况，患者基本信息包括姓名、性别和年龄等，了解患者手术情况及取模方式等。

2. 心理护理　做好护患沟通，耐心倾听，针对患者的疑问，耐心作答，良好的心理护理可以缓解患者紧张、焦虑等情绪。

3. 告知患者注意事项　在印模制取前，护士应告知患者操作程序和注意事项；告知患者在医生放置印模转移体后，不可用力咬，避免损伤种植体；在印模制取完成取出转移体后，才可漱口或闭口等。

（二）用物准备

1. 常规用物　检查盘、龈下洁治器、冲洗空针、生理盐水、吸唾管、纱球等（图3-5-1）。

2. 种植印模托盘　托盘是承载印模材料在口腔内取得印模的一种工具。它的作用是盛装印模材料，支撑印模，减少印模变形。按照制作材料可分为铝制托盘、不锈钢托盘、树脂托盘等；按照形态可分为有孔、无孔托盘。**那么种植印模托盘该如何选择呢？**

用于种植修复的托盘有两种。一种是非开窗式托盘（图3-5-2），另一种是开窗式托盘（图3-5-3）。**那么什么是非开窗式托盘？什么是开窗式托盘呢？**

（1）非开窗式托盘：非开窗式托盘是指没有开窗的托盘，也就是长期以来在临床上进行常规修复时广泛使用的托盘。使用这种托盘制取的印模被称为非开窗式托盘印模，又被称为间接印模。非开窗式托盘常常用于种植单冠的修复，这种托盘的取模方法比开窗式托盘取模更为简单。非开窗式托盘可分为成品托盘和个别制作的托盘。

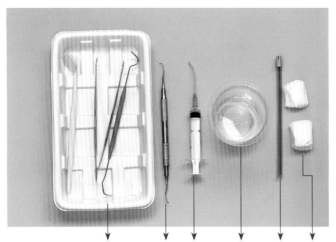

图 3-5-1　取模常规用物

检查盘　龈下洁治　冲洗空针　生理盐水　吸唾管　纱球

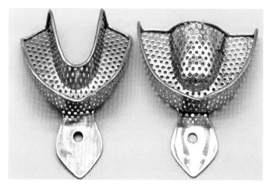

图 3-5-2 非开窗式托盘

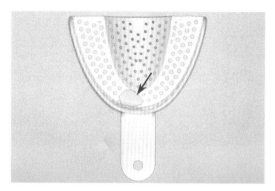

图 3-5-3 开窗式托盘（红色箭头示开窗部位）

（2）开窗式托盘：开窗式托盘使托盘上与口内的种植体植入部位相对应的区域开放，就如同在托盘上开了"天窗"。使用这种托盘制取的印模被称为开窗式托盘印模。开窗式托盘常常用于连冠取模的情况，因为这样的取模方法能更稳定地确定种植体之间的相对位置。可以使用成品托盘改制，也可以在技工室个别制作。

实习同学 I3 在护理配合中发现，种植科的托盘类型有好几种，但医生在取工作印模时都会选择不锈钢托盘或者硬质树脂托盘，**这是为什么呢？** 因为硅橡胶和聚醚橡胶在初步凝固后质地较硬，脱模时会产生较大的脱位力量，较大的脱位力量会造成材料拉伸变形，材料常常需要 30 分钟以上才能恢复到口内凝固时的位置，此过程也称为形态记忆。在这段恢复的时间里，需要托盘的硬度足够高、材料才能恢复，所以我们需要采用不锈钢托盘。铝制托盘由于强度较差，在脱位过程中可能会随着取模材料出现形态的变化，造成材料无法恢复到原来的形态。

3. 印模制取用物 与常规取模不同的是，种植印模的制取还需要特殊配件，例如转移体和替代体，**那么什么是转移体？什么是替代体？它们的作用又是什么呢？**

（1）转移体：转移体主要是用来转移种植体在口内的位置、轴向，按其设计的不同，分为开窗式转移体、非开窗式转移体、抗旋转转移体、非抗旋转转移体、种植体水平转移体、基台水平转移体。无论哪种外形设计的转移体，都有以下两部分具有共同特点的结构：

1）抗旋转部分：抗旋转部指进入印模材料获取转移系统稳定性的部分，如印模帽、转移体本身沟槽及倒凹的抗旋转设计（**图 3-5-4**）。

2）连接部分：连接部分是与口内种植体内连接或基台形成精确、稳定连接的部分（**图 3-5-5**）。

非开窗式转移体或带有弹性结构，以卡抱的形式固定在种植体上，或带有抗旋转部分，以固定螺丝拧紧在种植体上，托盘无须开窗，然后将种植体替代体按一定的方向插回印模材料中。非开窗式取模因其操作方便、简单便捷的特点，在单颗后牙取模中最为常用。

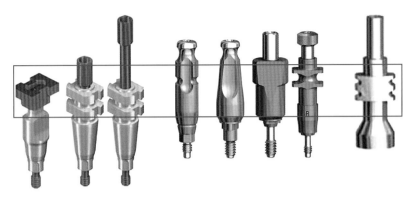

图 3-5-4　抗旋转部分（红框示）

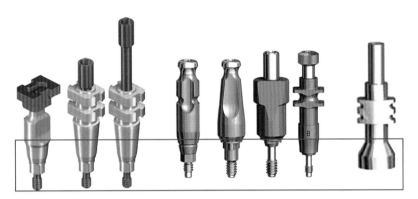

图 3-5-5　连接部分（红框示）

（2）替代体：替代体的功能就是在石膏模型中代替患者口内的种植体。就其功能而言，其外形设计必须满足以下两个条件：

1）颈部具有与种植体相同的内连接结构，保证其与转移体的连接和种植体与转移体的连接完全一致（图3-5-6）。

2）体部具有抗旋转结构，保证其在石膏模型内位置稳定（图3-5-7）。

针对开窗式印模制取和非开窗式印模制取，在用物准备上有哪些区别呢？ 通过图3-5-8和图3-5-9对比观察常见种植系统的开窗式印模制取用物准备和非开窗式印模制取用物的区别。

（三）印模材料

目前，市面上有各种各样的印模材料可供固定修复使用。那么，**种植印模常用的材料有哪些呢？**

制取种植印模常用的印模材料有硅橡胶、聚醚橡胶等，具体性能、组成及操作技术等详见第二章第一节之种植印模材料制取技术。

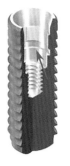
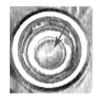

图 3-5-6　替代体颈部与种植体内连接一致（红色箭头示）

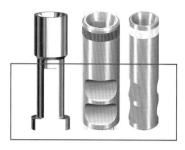

图 3-5-7　替代体的体部有抗旋转结构（红框示）

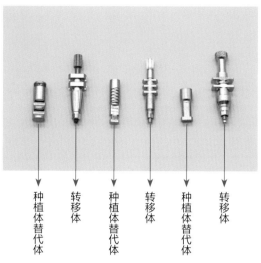

种植体替代体　转移体　种植体替代体　转移体　种植体替代体　转移体

图 3-5-8　不同种植系统开窗式印模制取用物

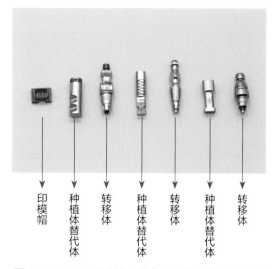

印模帽　种植体替代体　转移体　种植体替代体　转移体　种植体替代体　转移体

图 3-5-9　不同种植系统非开窗式印模制取用物

三、种植印模制取的护理配合

完成护理准备后，在医生进行取模操作时同样离不开护士的配合，那么非开窗式印模制取和开窗式印模制取的护理操作步骤分别是怎样的呢？

（一）非开窗式印模制取

1. 清洁　取模时，医生首先需要卸下愈合基台（图 3-5-10），愈合基台和种植体之间可能会存在食物残渣、软垢等，这时护士需传递相应的冲洗器械给医生，协助医生冲洗牙龈袖口，避免异物感染（图 3-5-11）。

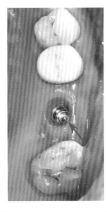
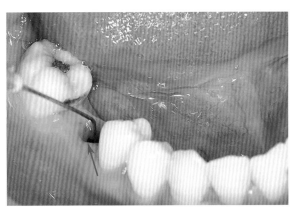

图 3-5-10 卸下愈合基台，牙龈袖口愈合良好（红色箭头示）

图 3-5-11 生理盐水反复冲洗，清洁种植体周的牙龈袖口（红色箭头示）

2. 连接转移体 冲洗完成后，医生将转移体连接至口内的种植体上，并用螺丝刀固定转移体（图 3-5-12）。护士需充分牵拉患者口角，辅助稳定转移体和螺丝刀，并及时有效地吸唾，为医生提供清晰的操作视野。必要时拍摄根尖片检查转移体是否就位（图 3-5-13）。

3. 试戴托盘 护士将准备好的托盘传递给医生，试戴托盘（图 3-5-14）。

4. 注射印模材料、托盘就位 护士准备好印模材料后（图 3-5-15），先将印模材料输送枪传递给医生，注射到转移体周围和咬合面（图 3-5-16），再将盛有聚醚橡胶或硅橡胶的托盘传递给医生，协助医生使托盘在口内就（3-5-17）。

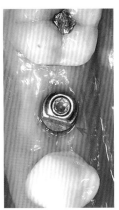
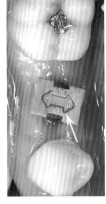
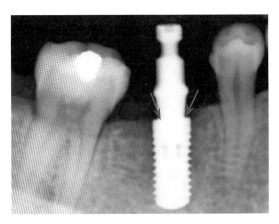

图 3-5-12 连接转移体（红色箭头示），之后安装印模帽（黄色箭头示）

图 3-5-13 必要时拍摄根尖片辅助检查，种植体与转移体连接紧密、无缝隙说明转移体连接就位（红色箭头示）

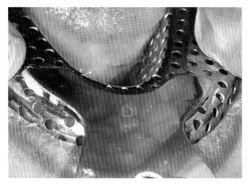

图 3-5-14　选择大小合适、不易变形的托盘，并检查托盘是否与牙弓、转移体匹配

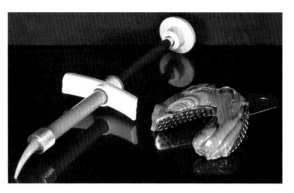

图 3-5-15　准备合适的印模材料

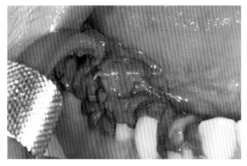

图 3-5-16　用印模材料输送枪推注印模材料到转移体周围，避免产生气泡

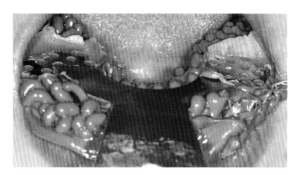

图 3-5-17　将盛有印模材料的托盘在口内就位，制取印模

5. 取出托盘　印模材料在口内固化的过程中，护士协助医生计时，待印模材料凝固后（不同材料凝固时间不同，参考产品说明书，一般聚醚材料口内保留时间约为 3 分 15 秒，加成型硅橡胶的口内固化时间约为 2 分 30 秒，温度升高，固化时间缩短；温度降低，固化时间延长），协助医生将托盘从口腔中取出，此时若托盘不易取出，可以用气枪对准牙列与印模间隙吹气，这样有助于医生将托盘顺利取出（图 3-5-18）。

6. 连接替代体　在印模内安装种植体替代体，将替代体固定在转移体上（图 3-5-19）。

7. 比色　护士传递镜子给患者，传递比色板给医生，协助医生在自然光线下比色（图 3-5-20，图 3-5-21）。若女性患者涂有口红，应协助患者擦去口红，避免影响比色的准确性。

8. 印模消毒　种植印模制取完毕后，应用流动水冲洗去除污垢与黏附物，待干后用印模消毒剂喷洒在印模表面，放置 5~10 分钟，再次用流动水冲洗并待干，需在 30~60 分钟后，待印模材料形态稳定后再完成模型灌注。

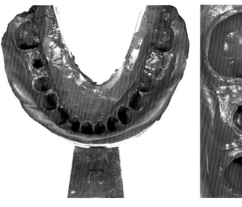
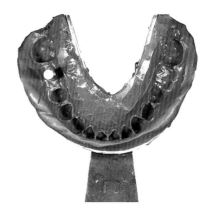

图 3-5-18　印模材料完全固化后取出托盘，检查印模无误

图 3-5-19　取下转移体，连接种植体替代体，种植体的位置和方向就通过印模被记录下来（红色箭头示）

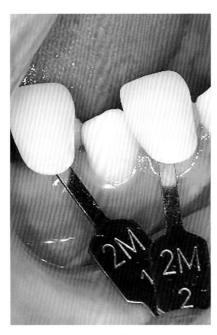
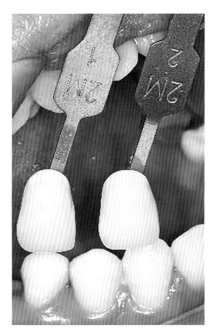

图 3-5-20　对颈部进行比色（邻牙或对侧同名牙在自然光线下比色）

图 3-5-21　对𬌗面/切端进行比色（邻牙或对侧同名牙在自然光线下比色）

9. 模型灌注　做好印模登记，将消毒好的印模进行模型灌注。

10. 用物处理　先将冲洗空针、探针等锐器取出置于锐器盒里，取下吸唾管，然后分类处理用物，消毒备用，做好诊间消毒。

（二）开窗式印模制取

1. 清洁　同非开窗式印模制取。

2. 连接转移体　护士协助医生将开窗式转移体连接到种植体上。为防止取模过程中印模材料进入转移体的螺丝孔内，医生可提前在螺丝孔内放置小棉球（图3-5-22）。

3. 试戴托盘　临床上通常选用硬质树脂托盘。在取模前选择合适的树脂托盘，用磨头在相应的工作区磨出合适的开窗孔，再试戴托盘，开窗式托盘需要转移体的螺丝孔从开窗处准确地穿出（图3-5-23）。

4. 注射印模材料、托盘就位　护士先将印模材料输送枪传递给医生，注射到转移体周围和咬合面，再将盛有聚醚橡胶或硅橡胶的托盘传递给医生，协助医生使托盘在口内就位，确保转移体的螺丝孔从开窗处准确地穿出（图3-5-24）。

5. 取出托盘　印模材料在口内固化的过程中，护士协助医生计时，待印模材料凝固后，传递手用改刀给医生，协助医生从托盘开口处拧松固定螺丝，使其完全脱位后，将托盘从口内取出。

6. 连接替代体　将替代体传递给医生，协助医生在印模内安装种植体替代体，将替代体固定在转移体上（图3-5-25）。

7. 其他　比色、印模消毒、模型灌注、用物处理均与非开窗式印模制取相同。

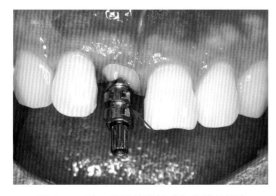

图3-5-22　连接转移体（红色箭头示）

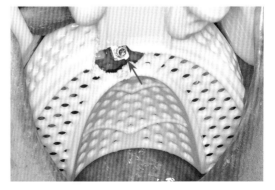

图3-5-23　试戴托盘，确保转移体从开窗处准确地穿出（红色箭头示）

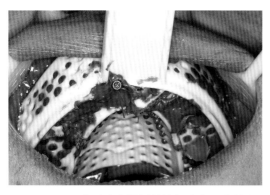

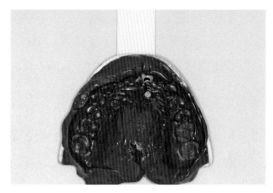

图 3-5-24　将盛有印模材料的托盘在口内就位，确保转移体的螺丝孔从开窗处准确地穿出（红色箭头示）

图 3-5-25　取下转移体，连接种植体替代体（红色箭头示）

四、种植印模制取的健康指导

护士配合医生完成取模后，应该及时有效地给患者做健康宣教，**那么取模后患者应该注意些什么？遇到特殊情况应该怎样处理呢？**

患者应保持口腔卫生，特别是取模部位的清洁。用餐后及时清洁口腔，避免食物残渣滞留，还可辅助使用牙线、牙间隙刷、冲牙器、漱口液等口腔保健用品。愈合基台根据固位方式的不同，可能会出现脱落的现象，若出现脱落，应妥善保管愈合基台，并及时与医生或护士联系。

一般来说，种植印模制取的护理主要包括护理评估、操作前准备、操作中配合、操作后处置和健康指导，我们常会借助一张护理清单，从以下 5 个方面进行操作检查及落实。

第三章　牙种植治疗的护理配合

清单：种植印模制取护理清单

医疗机构名称：_____

检查人员：_____ 检查日期：_____

检查要求	落实标准	检查结果 （完成请在"□"打√）
护理评估	1. 评估患者健康史，有无印模材料过敏史	□
	2. 检查患者口腔情况，有无明显倒凹、修复体	□
操作前准备	1. 环境准备	□
	2. 常规用物　检查盘、吸唾管、冲洗空针、生理盐水、龈上刮治器、纱球、棉签等	□
	3. 印模制取用物　托盘、转移体、种植体替代体等	□
	4. 患者准备　口腔消毒	□
	5. 医护人员准备	□
操作中配合	1. 协助医生清洁牙龈袖口	□
	2. 协助医生连接转移体	□
	3. 试戴托盘	□
	4. 协助医生注射印模材料、使托盘就位	□
	5. 协助医生取出托盘	□
	6. 协助医生连接替代体	□
	7. 传递比色板，协助医生为患者比色	□
	8. 印模消毒	□
	9. 登记印模，消毒后进行模型灌注	□
操作后处置	1. 协助患者下椅位，交接给家属	□
	2. 口腔诊疗器械规范预处理	□
	3. 用物、环境整理	□
健康指导	1. 口腔卫生指导	□
	2. 口腔保健用品使用指导	□
	3. 预约复诊时间	□

✔ 第六节
种植戴牙患者的
护理

　　实习护士 J3 看到种植科患者戴牙后，感觉种植科患者的戴牙十分复杂，准备用物多，咬合纸也有各种颜色和厚度。**种植戴牙是怎样的，又该如何进行护理配合呢？**

　　常见的种植义齿修复有单颗及多颗牙缺失的种植固定义齿修复和无牙颌种植支持覆盖义齿修复。固定式义齿根据设计形式可分为种植体支持的单冠、连冠和固定桥。根据固位的方式不同可分为粘接固位和螺丝固位。**那么，护士应该如何根据固定义齿的设计及固位方式来进行相应的护理配合呢？**本节将详细介绍单颗牙缺失种植义齿戴牙的护理（多颗牙缺失戴牙的护理与单颗牙相似），以及无牙颌种植支持覆盖义齿戴牙的护理。

一、种植义齿戴牙患者的护理

　　种植单冠修复的制作过程是先将口内情况转移到印模上，灌注出含有种植体替代体的石膏模型，在模型上制作牙冠，选择合适基台，最终完成口内基台、牙冠的试戴与固位。**那么，单颗牙缺失的种植义齿戴牙患者的护理是怎样的呢？**

（一）护理评估

　　1. 评估患者的身体状况，有无高血压、糖尿病等全身系统性疾病，有无过敏史。

　　2. 评估患者的口腔卫生状况。

　　3. 评估患者是否了解种植义齿的使用和维护知识；了解患者的期望值，如种植义齿的咀嚼功能、稳固性及美观等要求。

（二）护理准备

1. 患者准备

　　（1）与患者进行有效沟通：告知患者种植修复体试戴的操作程序及注意事项，也可利用教学模型对患者进行讲解或演示。告知患者操作过程中的注意事项，若有小器械不慎掉落口中，应立即头偏向一侧保持不动，不要惊慌说话或做任何吞咽动作，避免误吞误吸；如有任何不适，请举左手示意。

（2）心理护理：良好的心理护理可以提高患者的就医体验感，耐心倾听并回答患者的问题，以解除患者的疑虑，消除患者的紧张心理。

2. 用物准备

（1）戴牙的用物：冲洗空针、生理盐水、吸唾管、乙醇棉球、纱球、咬合纸夹、咬合纸（可根据需求准备 100μm 蓝色、100μm 红色、40μm、12μm 等）、涡轮手机、直手机、金刚砂钻针、牙线、粘接材料、聚四氟乙烯膜、树脂、瓷粉充填器、光固化灯等（图 3-6-1）。

（2）特殊用物：种植修复工具、修复义齿及模型。

（三）护理配合

1. 检查模型　护士在预约患者复诊戴牙前，应配合医生提前检查模型。下面以粘接固位为例：

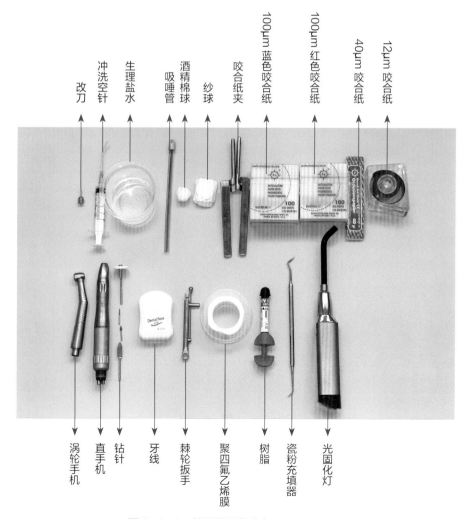

图 3-6-1　戴牙的用物准备

（1）检查修复体的完整性、外形及边缘密合性（图3-6-2），即修复体与基台边缘、基台与替代体连接是否密合。

（2）检查牙冠固位力（图3-6-2），基台具有一定的抗修复体旋转作用，牙冠不能在基台上出现相对旋转。

（3）检查基台与对颌牙之间是否有足够的距离（图3-6-3）。

（4）检查修复体与对颌牙之间咬合是否紧密，邻接是否良好。

（5）基台各面粘接高度应≥5mm，且正颊侧是否已进行标记（图3-6-4~图3-6-7）。

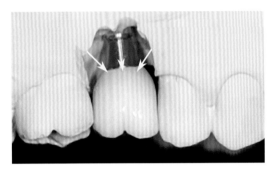

图3-6-2　在模型上检查修复体的完整性、外形、边缘密合性、牙冠固位力（黄色箭头）

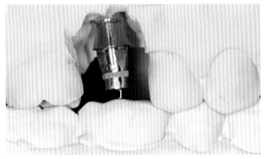

图3-6-3　检查基台于对颌牙之间的修复空间≥2mm（黄色括号）

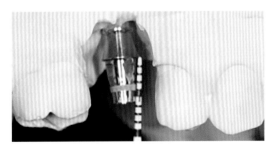

图3-6-4　检查基台近中粘接高度≥5mm

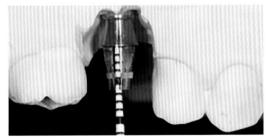

图3-6-5　检查基台颊侧粘接高度≥5mm

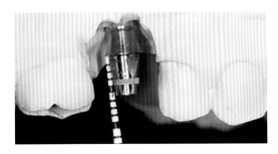

图3-6-6　检查基台远中粘接高度≥5mm

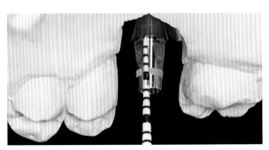

图3-6-7　检查基台腭侧粘接高度≥5mm

2. 取下愈合基台　医生利用相应种植系统的螺丝刀取下愈合基台，护士可预先在螺丝刀上拴上牙线以避免其滑脱。取下愈合基台后，护士传递生理盐水给医生冲洗牙龈袖口（图3-6-8）。

3. 基台在口内就位　根据基台正颊侧标记就位基台（图3-6-9），基台与种植体连接处存在抗旋转结构，轻轻旋转基台就位，若标记正对颊侧，说明水平向关系转移准确无误。若基台完全就位后发现标记未正对颊侧，则说明种植体在模型中的位置与实际位置不一致，水平向关系转移出现误差，应重新取模。

4. 牙冠试戴　医生在去除软组织及邻牙阻力后，护士协助医生用探针检查牙冠与基台的密合性，注意不要用力过大以免损伤牙龈或者刮伤连接处，此时牙冠与基台之间无明显台阶。医生用牙线检查邻接时，护士协助医生按住牙冠，牙线可有阻力地通过而不拉丝，说明与邻牙接触良好（图3-6-10，图3-6-11）。

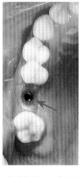 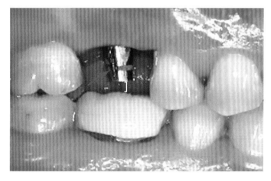

图3-6-8　取下愈合基台，生理盐水冲洗牙龈袖口（红色箭头示）

图3-6-9　根据正颊侧标记（红色箭头）将基台就位于口内，可见基台与对颌牙修复间距≥2mm

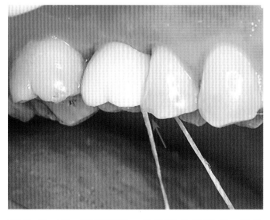 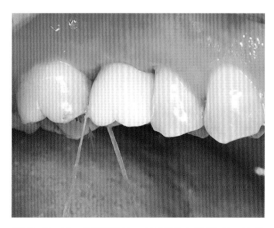

图3-6-10　牙冠就位，检查近中邻接点，使单股牙线有阻力通过但不拉丝（红色箭头示）

图3-6-11　牙冠就位，检查远中邻接点，使单股牙线有阻力通过但不拉丝（红色箭头示）

5. 临时粘接 护士调拌临时粘接材料对牙冠进行临时粘接，通过根尖片确认基台与牙冠、基台与种植体是否已准确就位，就位后基台与牙冠、基台与种植体连接紧密、无缝隙（图3-6-12）。

6. 调𬌗 医生通过根尖片确认基台及牙冠已准确就位后，即可进行调𬌗操作。**那么，种植体支持的单颗后牙修复体的调𬌗要求是怎样的呢？护士需要如何配合呢？**

基于种植牙对咬合力的敏感度、调节能力、耐受能力比天然牙更低，因此，对种植牙冠的调𬌗应该做到牙尖交错𬌗时形成"重咬轻接触，轻咬不接触"的咬合状态，且无工作侧、非工作侧的咬合干扰以及前伸𬌗干扰，减小种植牙行使咬合功能过程中可能受到的侧向力，保护其周围的牙周支持组织。患者在做牙尖交错咬合、前伸和侧方运动时的咬合要求、调𬌗方法（图3-6-13~图3-6-15）及表现各有不同，总结如表3-6-1。

7. 抛光及封孔 完成咬合调整后，医生取下牙冠进行抛光，护士及时清洁牙冠及消毒，随后对牙冠与基台表面进行干燥处理，护士调拌粘接剂，医生在隔湿后进行永久粘接（图3-6-16）。待粘接剂初步凝固后，护士传递改刀给医生松解中央螺丝，协助医生口外去除粘接剂后戴回口内，然后传递扭矩扳手给医生加力。加力后用封孔材料覆盖螺丝孔，通过树脂充填封闭牙冠开孔。在完成牙冠开孔封闭后，医生应再次检查口内咬合，避免树脂形成咬合高点。在此过程中，护士应注意及时隔湿，避免唾液影响粘接的效果，封孔后若有咬合高点，护士应配合医生进行调磨。

8. 复查时间 戴牙完毕后，嘱患者分别于修复后1个月、3个月、6个月、1年，以及之后每年复查1~2次，必要时及时就诊，尽量延长种植修复义齿的使用寿命。

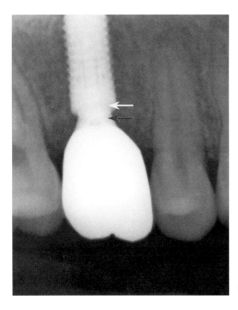

图3-6-12 暂时粘接后，拍根尖片检查基台与牙冠、基台与种植体就位情况，就位后基台与牙冠（红色箭头示）、基台与种植体（黄色箭头示）连接紧密、无缝隙

表 3-6-1　患者牙尖交错𬌗、前伸𬌗和侧方𬌗的咬合要求、调𬌗方法及表现

	咬合要求	调𬌗方法	表现	调𬌗方法
牙尖交错𬌗	重咬合轻接触、轻咬合不接触	双侧同时放咬合纸。护士先用咬合纸夹给医生传递100μm蓝色咬合纸，再传递12μm红色咬合纸，医生嘱患者做牙尖交错咬合。此过程中，护士协助医生牵拉患者唇颊侧，及时吸唾，保持咬合面干燥	天然牙上均匀分布的蓝色+红色咬合印迹，蓝中带红；种植牙上只有均匀分布的蓝色印迹，若有红色印迹应调磨	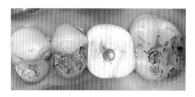 图 3-6-13　牙尖交错𬌗调𬌗：护士先给医生传递100μm蓝色咬合纸，再传递12μm红色咬合纸，嘱患者做牙尖交错咬合，调至种植牙冠上只有均匀分布的蓝色印迹
前伸𬌗	三点接触（较难达到），种植牙两点接触无干扰	双侧同时放咬合纸，护士先用咬合纸夹给医生传递100μm蓝色咬合纸，嘱患者做前伸咬合，再传递100μm红色咬合纸做牙尖交错咬合	种植牙上无从红色咬合印迹上延伸出来的蓝色印迹	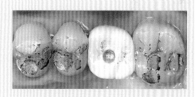 图 3-6-14　前伸𬌗调𬌗：护士先给医生传递100μm蓝色咬合纸，嘱患者做前伸咬合，再传递100μm红色咬合纸做牙尖交错咬合，调至种植牙冠上无从红色咬合印迹上延伸出来的蓝色印迹
侧方𬌗	三点接触（较难达到），种植牙两点接触无干扰	双侧同时放咬合纸，护士先用咬合纸夹给医生传递100μm蓝色咬合纸，嘱患者做侧方咬合，再传递100μm红色咬合纸做牙尖交错咬合	种植牙上无从红色咬合印迹上延伸出来的蓝色印迹	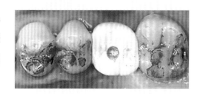 图 3-6-15　侧方𬌗调𬌗：护士先给医生传递100μm蓝色咬合纸，嘱患者做侧方咬合，再传递100μm红色咬合纸做牙尖交错咬合，调至种植牙冠上无从红色咬合印迹上延伸出来的蓝色印迹

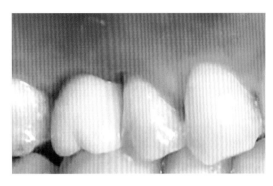

图 3-6-16 牙冠抛光后清洁、消毒，永久粘接，树脂封闭牙冠开孔

（四）健康指导

在临床工作中，经常会有患者问到，在外面看到的广告："**当天种牙，当天啃排骨，是不是真的？**"其实，现在很多种植牙广告都给患者传递了错误的信息。**对种植戴牙患者做好相关健康指导是十分重要的，那我们应该怎样来进行健康指导呢？**

1. 戴牙后 24 小时勿使用患侧进食 因为临床上常用的 3M 玻璃离子粘接材料的初步固化时间是 2~6 分钟，24 小时后才会完全凝固；避免食用过热、过冷、黏性食物，如果出现牙冠脱落等情况，应尽快联系医生；避免咀嚼过硬食物；纠正偏侧咀嚼等不良习惯，防止种植义齿受力过大而影响其使用寿命。

在戴牙后初期，患者可能会感觉牙龈肿胀、邻牙酸胀，一般短时内不适症状会自行消失，如长期不适，应及时与医护人员联系。

2. 避免吸烟，做好常规牙周洁治 告知患者吸烟会大大增加牙周炎和种植体周炎的风险，常规半年到一年应行牙周洁治术去除菌斑和牙石，保持口腔软组织健康。

3. 口腔卫生指导 患者戴用义齿后，应向患者详细讲解种植义齿使用的注意事项，指导患者养成良好的口腔卫生习惯，进行有效的口腔清洁，特别是种植义齿周围的清洁。建议用特制的牙间隙软刷清除食物残渣、软垢，以免出现种植体周炎症，造成种植体周骨组织吸收。

4. 口腔保健用品使用 教会患者常用口腔保健用品的使用方法。正确有效地使用口腔保健用品，能减少种植体周炎的发生，延长种植牙的使用寿命。

二、无牙颌种植覆盖义齿戴牙患者的护理

什么是无牙颌，种植覆盖义齿又是什么呢？ 无牙颌是指整个上下牙弓均不存在任何天然牙或牙根。种植覆盖义齿是指在种植体上覆盖有患者可以自行摘戴的义齿。**那么，可摘义齿又是怎样和骨内种植体相连接的呢？** 种植体与义齿之间通过各种附着方式的组合构件相连接。组合构件其中的一部分固定于种植体之上，另一部分固定于义齿基

托的组织面内。二者之间依靠弹性卡抱、锁扣等形式的机械式附着，或者是磁性附着而产生固位。目前常用的种植覆盖义齿有按扣式、杆卡式、磁性附着体等（图 3-6-17~图 3-6-19）。

无牙颌种植覆盖义齿戴牙和常规种植义齿戴牙准备的种植配件有所不同，种植覆盖义齿的附着体配件有球状的、长条形的，还有彩色的树脂帽等配件，但是基本是依靠连接于种植体上的阳性部分和连接于义齿组织面的阴性部分所形成卡抱和磁性的附着力量，其戴牙步骤基本一致。**在这里，将以常见的按扣式种植覆盖义齿戴牙的护理流程来为大家详细介绍。**

（一）按扣式种植覆盖义齿戴牙患者的护理

按扣式附着体的种类比较多，目前应用比较广泛的是 LOCATOR，其组合构件也是由阴体和阳体两部分组成。阴体固定于义齿中，阳体连接于种植体上。该固位扣由两部分组合而成，分别是尼龙固位扣和金属底座，二者嵌在一起，成为一体（图 3-6-20，图 3-6-21）。使用专用工具可以分别对其进行拆分和组装。**那么按扣式种植覆盖义齿的护理是怎样的呢？**

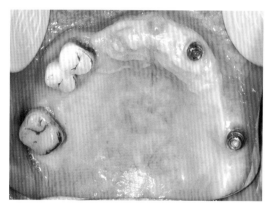

图 3-6-17　按扣式

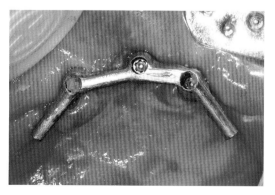

图 3-6-18　杆卡式

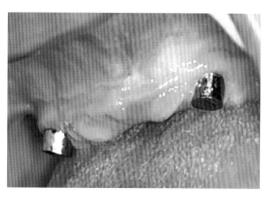

图 3-6-19　磁性附着体

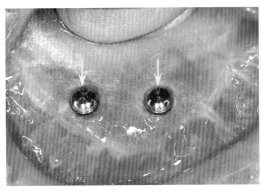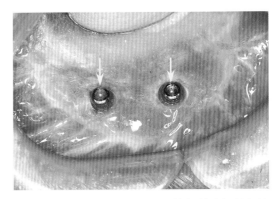

图 3-6-20　按扣式附着体阴性部件（如黄色箭头所示）　　图 3-6-21　按扣式阴着体阳性部件（如黄色箭头所示）

1. 护理评估　通常无牙颌种植覆盖义齿老年患者居多，戴牙调试步骤繁琐，就诊时间长，在操作前需认真评估患者的生理及心理情况。

（1）评估患者就诊当日的身体状态，有无不适感。

（2）评估患者的口腔卫生状况。

（3）评估患者的心理-社会状况：是否可以与医生进行有效的沟通，对于有沟通障碍的患者，需家属陪同，协助完成信息的沟通与反馈。

2. 护理准备

（1）患者准备

1）与患者有效沟通：告知患者操作过程中的注意事项，如果发生小器械不慎掉落口中，应立即头偏向一侧保持不动，不要惊慌说话或做任何吞咽动作，避免误吞误吸；如有任何不适，请举左手示意。

2）心理护理：在进行无牙颌种植覆盖义齿修复前，需了解患者的心理状态，使用通俗易懂的语言告知患者种植修复体戴牙的操作程序及注意事项，也可利用教学模型对患者进行讲解或演示。

（2）用物准备：戴牙用物准备包括低速牙科手机、打磨车针、扭矩扳手、螺丝刀、冲洗空针、纱球、暂封材料、自凝牙托水、自凝牙托粉、调拌杯、调拌刀、咬合纸（可根据需求准备 100μm、40μm、12μm 等）、咬合纸夹等（图 3-6-22）。

3. 护理配合

（1）检查牙椅运行状态，将牙椅调至坐位。

（2）协助患者坐上牙椅，完成口内消毒。

（3）连接好牙科手机和吸引设备，调试光源。

（4）在覆盖义齿戴入之前，需协助医生检查义齿组织面基托与附着体部件结合处的边缘是否有树脂飞边。因为基托树脂飞边会影响附着体的阴体与阳体之间的完全吻合。义齿基托的边缘是否有过度伸展，当发现边缘有过度伸展时，如需调改，可以安装低速牙

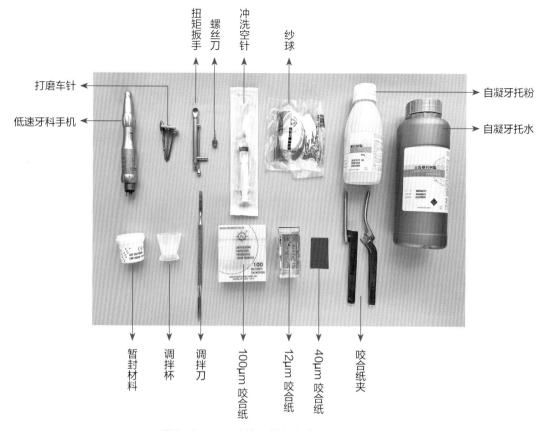

扭矩扳手　螺丝刀　冲洗空针　纱球

打磨车针

低速牙科手机

自凝牙托粉

自凝牙托水

暂封材料　调拌杯　调拌刀　100μm咬合纸　12μm咬合纸　40μm咬合纸　咬合纸夹

图 3-6-22 种植覆盖义齿戴牙前用物准备

科手机和打磨车针，并开启强吸，吸走打磨时产生的粉尘，调节光源，协助医生调改义齿。

（5）传递种植修复工具给医生，协助医生取下愈合基台（图 3-6-23）。

（6）传递生理盐水冲洗液，协助医生冲洗牙龈袖口，并及时有效吸唾。

（7）依次传递基台与螺丝刀给医生，协助医生将基台与种植体连接，使用相应种植系统所规定的扭矩锁紧固定螺栓（图 3-6-24）。

（8）传递覆盖义齿给医生，协助医生将覆盖义齿戴入患者口内，医生会检查义齿是否完全就位，不能完全就位时，则需要寻找原因。如果是因为组织面局部基托的干扰，则需根据医生的需要安装打磨车针，协助医生调磨基托，直至义齿完全就位。

（9）口内 pick-up：首先，协助医生用暂封材料填倒凹，防止自凝基托材料进入倒凹固化后造成义齿无法顺利取出。按比例调拌自凝牙托粉和自凝牙托水，调至面团状传递给医生，协助医生将自凝基托材料注入阴性部件所在空间，及时吸唾，保持 pick-up 区域干燥。待医生将义齿就位于口内后，协助医生去除多余自凝基托材料。嘱患者维持重咬合状态，待自凝材料固化（图 3-6-25）。

（10）根据医生需求，准备 100μm、40μm、12μm 咬合纸，并将打磨车针安装于低速手机备用。调改过程中需开启强吸，吸走打磨时产生的粉尘，直至医生完成咬合调

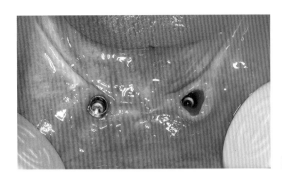

图 3-6-23　取下愈合基台

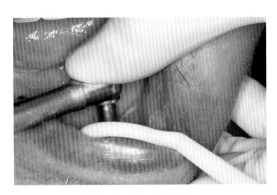

图 3-6-24　安装基台

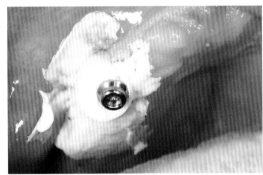

图 3-6-25　覆盖义齿口内 pick-up 之前基台下方填倒凹

整，传递抛光车针，完成义齿抛光。

（11）带患者至镜前，指导患者正确取戴种植覆盖义齿，询问患者对面容形态的恢复、咬合关系及义齿外形是否满意。

（二）无牙颌种植覆盖义齿戴牙患者的综合健康教育

1. 嘱患者餐后及时取下义齿，用有效的清洁工具清洁种植体基台和义齿，防止积存食物残渣，有效地清除菌斑。睡前取下义齿浸泡于义齿清洁液中。

2. 在初戴义齿时，患者常不容易咬到正中颌位，而影响义齿的固位和咀嚼功能的恢复。应教会患者练习，先做吞咽，然后用后牙咬合。嘱患者先进食小块柔软食物，逐渐过渡至常规饮食，并告知患者初期可能会有异物感、发音不清楚等现象，需逐渐适应。

3. 如由于义齿刺激造成黏膜破损时，应摘下义齿使黏膜组织恢复，并及时复诊请医生修改义齿。切勿用砂纸、小刀等自行刮除基托组织面。到医院复诊前，需提前 2~3 小时将义齿戴在口内，以便医生通过黏膜上的压痕辅助诊断。

4. 对可疑夜磨牙或紧咬牙者要采取有效的预防措施，防止对颌牙对基台或者其他附着体的直接接触。通常是在对颌的天然牙列上制作夜磨牙殆垫，嘱患者夜间戴入。

5. 嘱患者定期复查，分别于修复后1个月、3个月、6个月、1年，以及之后每年复查1~2次，必要时及时就诊。

6. 告知患者种植覆盖义齿修复使用3~5年可能会出现义齿折断、磨耗、附着体部件损坏等情况，需要更换或重新修复。

三、无牙颌种植支持固定义齿戴牙患者的护理

前面内容中我们了解了种植覆盖义齿的戴牙流程。**那么，与种植覆盖义齿戴牙相比，种植支持固定义齿戴牙有何不同呢？这两者之间又有什么不同之处呢？**我们了解到种植覆盖义齿是可摘戴的，反之，种植固定义齿则是不可摘戴的，其适应条件也相对严格。

无牙颌种植支持固定义齿可根据患者咬合关系、牙槽骨的解剖条件、颌间距以及患者全身状况，将无牙颌种植支持固定义齿分为分段式固定修复和整体支架式固定修复。下面，我们以常见的无牙颌种植支持整体支架式固定义齿为大家进行详细介绍。

（一）无牙颌种植支持整体支架式固定义齿戴牙患者的护理

首先，我们来了解什么是无牙颌种植支持固定桥修复，其是指在上颌或下颌植入4~6枚种植体，并完成种植固定桥修复的修复方式（**图3-6-26，图3-6-27**）。

1. 护理评估 详细内容见本章第六节之无牙颌种植覆盖义齿戴牙护理。

2. 护理准备

（1）患者准备：详细内容见本章第六节之无牙颌种植覆盖义齿戴牙护理。

（2）用物准备：扭矩扳手、螺丝刀、冲洗空针、咬合纸（可根据需求准备12μm、100μm等）、咬合纸夹、低速牙科手机、高速牙科手机、抛光轮及金刚砂钻针、纱球、聚四氟乙烯膜、树脂材料、充填器、光固化灯等（**图3-6-28**）。

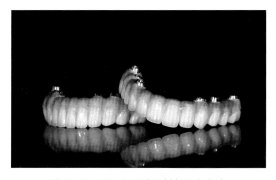

图3-6-26 无牙颌种植固定义齿

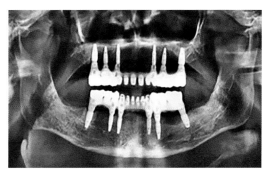

图3-6-27 无牙颌种植固定义齿全景片

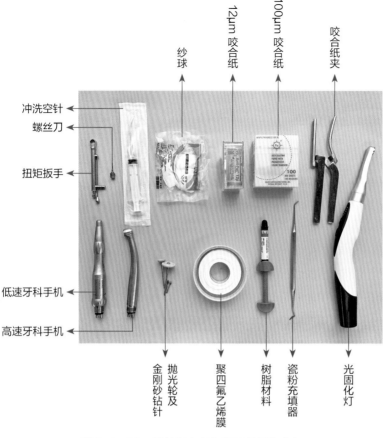

冲洗空针

螺丝刀

扭矩扳手

低速牙科手机

高速牙科手机

纱球

12μm 咬合纸

100μm 咬合纸

咬合纸夹

抛光轮及金刚砂钻针

聚四氟乙烯膜

树脂材料

瓷粉充填器

光固化灯

图 3-6-28 种植固定义齿戴牙前用物准备

3. 护理配合

（1）检查牙椅运行是否正常，将牙椅调至坐位。

（2）协助患者坐上牙椅，完成口内消毒。

（3）连接好牙科手机和吸引设备，调试光源。

（4）操作前，建议护士在螺丝刀上拴牙线或缝线，防止患者发生小器械误吞误吸等不良事件。给医生传递螺丝刀，持口镜牵拉患者口角，暴露操作区，协助医生卸下愈合基台。

（5）给医生传递抽吸好生理盐水的冲洗空针，协助医生冲洗牙龈袖口，并及时有效吸唾。

（6）根据牙位依次给医生传递基台和螺丝刀，并协助医生将基台与种植体连接，使用相应种植系统所规定的扭矩锁紧基台的固定螺栓（图 3-6-29）。

（7）将种植固定修复桥传递给医生，协助医生将义齿戴入患者口内，检查义齿是否完全就位。

（8）给医生传递中央螺丝、螺丝刀，协助医生固定义齿。嘱患者拍 X 线片以检查基台及义齿是否就位（图 3-6-30）。

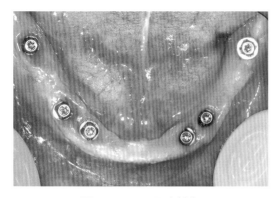
图 3-6-29　固定基台

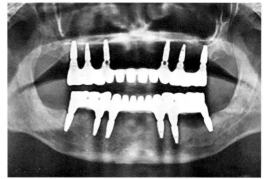
图 3-6-30　全景片确认基台和修复体就位

（9）根据医生需要准备 100μm 和 12μm 咬合纸，安装打磨车针，进行义齿调𬌗抛光。

（10）给医生传递扭矩扳手，按规定扭矩紧固上部修复体螺丝。

（11）将提前准备好的聚四氟乙烯膜、树脂材料、充填器、光固化灯传递给医生，协助医生隔湿，保持螺丝孔周围干燥，封闭螺丝孔。

（12）嘱患者于镜前观察，询问患者对面容形态的恢复、咬合关系及义齿外形是否满意。

（二）无牙颌种植固定义齿戴牙患者的综合健康教育

1. 嘱患者不宜过早使用义齿咀嚼过硬食物。初戴的前几天，先进食小块柔软食物，咀嚼动作要慢，逐渐过渡到常规食物。

2. 每天除了正常刷牙，患者还需使用牙间隙刷、电动冲牙器等，每餐后进行桥体与黏膜接触面的清洁。

3. 建议患者夜间戴夜磨牙𬌗垫，预防机械并发症的发生（如：崩瓷、修复体松动等）。

4. 告知患者，无牙颌种植固定义齿修复后可能会出现机械并发症，嘱患者定期复查，分别于修复后 1 个月、3 个月、6 个月、1 年，以及之后每年复查 1~2 次。必要时及时就诊。

一般来说，种植戴牙护理主要包括护理评估、操作前准备、操作中配合、操作后处置和健康指导。我们常会借助一张护理清单，从以下 5 个方面进行操作检查及落实。

医疗机构名称：_____

检查人员：_____ 检查日期：_____

检查要求	落实标准	检查结果 （完成请在"□"打✓）
护理评估	1. 评估患者健康史 2. 评估患者身体状况 3. 评估患者辅助检查结果 4. 评估患者心理-社会状况	□ □ □ □
操作前准备	1. 与患者进行有效沟通　操作流程及相关注意事项 2. 心理护理　解答患者提出的问题 3. 戴牙用物　咬合纸、咬合纸夹、牙线、砂石针及金刚砂钻 　　针、直手机、涡轮手机等 4. 粘接剂　根据治疗需求准备适合的粘接剂 5. 特殊用物　基台封洞材料、种植修复工具等	□ □ □ □ □
操作中配合	1. 体位正确 2. 调节光源 3. 按顺序摆放用物 4. 正确传递用物 5. 协助牵拉与吸唾 6. 调和粘接材料	□ □ □ □ □ □
操作后处置	1. 协助患者下椅位，交接给家属 2. 口腔诊疗器械规范预处理 3. 用物、环境整理	□ □ □
健康指导	1. 戴牙后饮食指导 2. 戴牙后常见症状 3. 戴牙后注意事项 4. 口腔卫生指导 5. 口腔保健用品使用指导	□ □ □ □ □

第七节
种植戴牙后清洁工具的
选择及其使用方法

同天然牙一样，种植义齿的健康需要医生和患者的共同努力和精心维护，种植修复后的口腔清洁类工具包括牙刷、牙线、牙间隙刷、超声波牙刷、冲牙器等。在进行种植手术之前就应该向患者讲解牙周疾病的基础知识及维护的必要性，种植修复完成之后继续让患者了解不良口腔卫生环境的危害，以及正确清除牙菌斑的方法。种植义齿比天然牙更容易受到炎症的感染，并且更易发生由于菌斑导致的骨吸收，这使得精细的口腔卫生维护成为必然。告知患者须定期进行口腔检查，接受牙周洁治。针对每位患者的不同情况，分别或联合使用各项口腔卫生维护措施，做到有效去除菌斑。**良好的口腔卫生需要辅助使用口腔清洁类工具，护理人员应该如何使用这些清洁工具对患者进行有效的使用指导呢？**

一、牙刷

一名患者初次到种植科就诊，医生在检查患者口腔时，发现很多牙都有楔状缺损，于是建议患者尽快治疗楔状缺损，同时告知患者采用巴氏刷牙法刷牙。**那么巴氏刷牙法的步骤是怎样的呢？**

1. 将刷头放于牙颈部，毛束与牙面呈 45°，毛端向着根尖方向，轻轻加压，使毛束末端一部分进入龈沟，一部分在沟外并进入邻面（图 3-7-1，图 3-7-2）。

2. 牙刷在原位做近远中方向的水平颤动 10 次左右，颤动时牙刷移动仅约 1mm，这样可将龈缘附近及邻面的菌斑揉碎并从牙面去除（图 3-7-3）。

3. 转动牙刷，使刷毛由龈缘刷向殆面方向，牙刷毛指向咬合面，稍用力做行前后短距离来回刷（图 3-7-4）。

4. 刷上颌前牙舌面时，将刷头竖放在牙面上，使刷头前部刷毛接触龈缘，自上而下拂刷（图 3-7-5）。

5. 刷下颌前牙舌面时，将刷毛竖起，使刷头后部的刷毛接触龈缘，自下而上拂刷（图 3-7-6）。

6. 每次刷牙应持续 3~5 分钟，每日至少早、晚各一次。

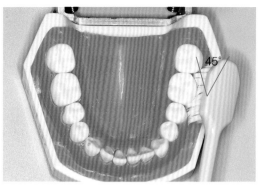

图 3-7-1　将刷头放于牙颈部，毛束与牙面呈 45°，毛端向着根尖方向，轻轻加压，使毛束末端一部分进入龈沟，一部分在沟外并进入邻面

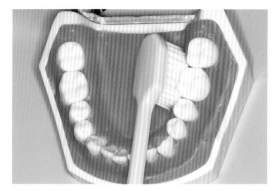

图 3-7-2　刷舌面时与颊侧一致

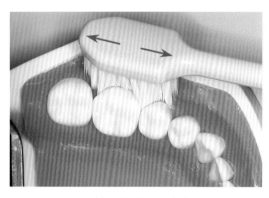

图 3-7-3　牙刷在原位做近远中方向的水平颤动 10 次左右，颤动时牙刷移动仅约 1mm

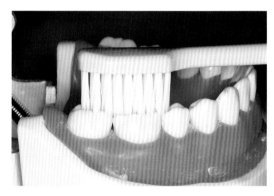

图 3-7-4　牙刷毛指向咬合面，稍用力行前后短距离来回刷

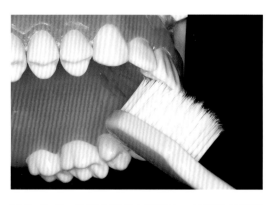

图 3-7-5　将刷头竖放在牙面上，使刷头前部刷毛接触龈缘，自上而下拂刷

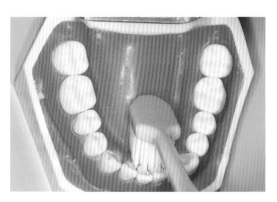

图 3-7-6　将刷毛竖起，使刷头后部的刷毛接触龈缘，自下而上拂刷

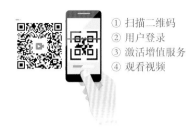

① 扫描二维码
② 用户登录
③ 激活增值服务
④ 观看视频

视频 19　巴氏刷牙法

二、牙线

种植患者戴牙后 3 个月复诊，医生在为患者检查口腔卫生时，发现患者的种植义齿与邻牙间有一些食物残渣及软垢，医生帮其清理干净后，询问患者是否使用了牙线，患者答道：**"我使用牙线时经常压不下去，觉得很麻烦，每天刷刷牙就好了，应该没什么大问题吧？"** 医生强调："这样当然不行，如果您不正确使用牙线，只是单纯地刷刷牙，长此以往，牙的邻面就会堆积许多菌斑、软垢，进而可能导致您的种植体周黏膜红肿发炎，这将会大大增加种植失败的风险。"**那牙线的作用是什么？该如何正确地使用牙线呢？** 下面将为大家详细介绍。

（一）牙线的作用

1. 清除不易被牙刷刷到部位的菌斑和软垢，如牙间隙、义齿。
2. 清除菌斑，抛光牙面。
3. 按摩龈乳头。
4. 帮助判断是否有龈下结石、充填体悬突。
5. 减轻牙龈出血。
6. 作为药物和抛光剂的载体。

（二）牙线的使用方法

取一段 25~30cm 长的牙线，相当于成人前臂的长度。将牙线的两端分别缠绕在左右手的中指上，绷紧牙线，此时牙线在中指的距离就是牙线适当的长度。将中指、无名指和小指收拢握于掌心，示指与拇指可自由活动。用示指和拇指握住牙线，使牙线绷紧，在拇指和示指之间的牙线大约有 2~3cm，然后引导牙线进入牙间隙，使牙线绕于一个牙面呈 "C" 字形，紧贴牙面，上下滑动，尽量将牙间隙及龈沟内的软垢、菌斑清除。一段牙线被污染后，可松开手指缠绕的牙线，使用邻近的干净牙线继续清洁（图 3-7-7~图 3-7-10）。

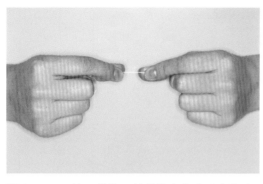

图 3-7-7 将牙线的两端缠绕在左右手中指上，示指与拇指可自由活动

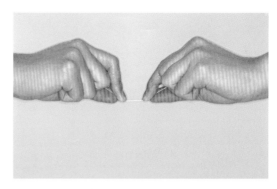

图 3-7-8 示指和拇指压紧牙线，之间约 2~3cm

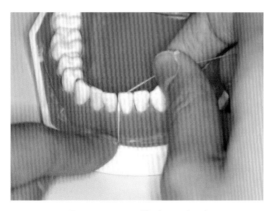

图 3-7-9 牙线清理牙间隙

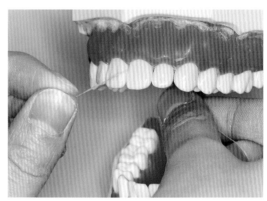

图 3-7-10 使用邻近的干净牙线继续清理

① 扫描二维码
② 用户登录
③ 激活增值服务
④ 观看视频

视频 20 牙线的使用方法

我们向患者演示了如何使用牙线后，很多患者反映："眼睛是看会了，可是自己一做起来就又不会了，该怎么办呢？"针对这种情况，推荐患者使用牙线棒（图 3-7-11），牙线棒操作方法简单，患者更容易上手，使用起来更加轻松。具体的操作方法如下：

1. 牙线棒的牙线部分对准牙间隙，然后左右移动，慢慢进入牙间隙。注意动作要慢，不要强行进入，否则可能损伤牙龈。

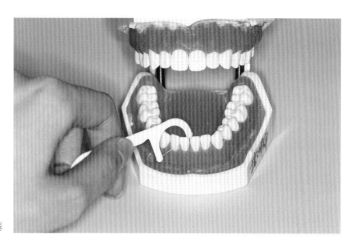

图 3-7-11 牙线棒

2. 由牙的邻面最贴近牙龈的地方开始，把牙线紧贴其中一侧牙的邻面，使牙线为"C"字形，轻轻上下拉动牙线清洁牙的邻面。

3. 然后把牙线紧贴另一侧牙的邻面，使用同样方法操作。

4. 完成后，将牙线棒轻轻滑出牙间隙。

5. 清洗牙线棒，然后清洁其他牙。如果牙线棒的牙线已经散开，就需要换新的牙线棒。

三、牙间隙刷

很多患者都会问一个问题："**医生，我平时刷了牙都要用牙线再清理清理，还需要再用牙间隙刷吗？用牙间隙刷，牙缝会不会越来越大哦？**"医生告诉患者："牙线是用来清洁两颗牙相邻的位置，牙间隙刷（图 3-7-12）是用来清洁牙与牙之间三角牙缝的位置

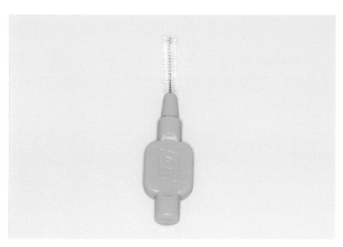

图 3-7-12 牙间隙刷

（避开龈乳头），有些邻牙之间牙缝比较大的患者，使用牙线或牙刷都不能达到良好的清洁目的，这时候就需要再使用牙间隙刷。牙间隙刷分为很多种，你可以根据你的种植体上部结构间隙的大小选择合适的牙间隙刷。为了不损伤上部结构，要选择使用树脂内芯的牙间隙刷。牙间隙刷洗干净后可以多次使用，但是当出现弯曲、刷毛变形时就要及时更换"。

四、超声波牙刷

一位完成种植修复的患者对兴起的超声波牙刷很感兴趣，他向医生问道："超声波牙刷究竟是什么呢？它的工作原理是什么？与电动牙刷有什么区别？"超声波是一种频率高于 20 000Hz 的声波，它方向性好，穿透能力强。洁牙就是利用了超声波的"空化效应"。声波高频振动会让口腔内的水形成无数肉眼不可见、极其小的气泡并使之破裂，这个过程会产生巨大的能量。牙垢、牙菌斑等会被"空化效应"产生的能量破坏，与牙分离，从而达到洁牙效果。因为这些小气泡可以深入到口腔内所有的细微角落，所以超声洁牙的清洁范围能覆盖到牙周的各个部位。它与电动牙刷的区别，如表 3-7-1 所示：

表 3-7-1　超声波牙刷与电动牙刷的原理、振动源和刷头作用对比

牙刷类别	原理	振动源	刷头作用
超声波牙刷	通过超声波的空化效应清除牙垢、牙菌斑等	产生超声波的特殊振动器	传递超声波
电动牙刷	通过马达带动刷头与牙高速摩擦，清洁牙	马达驱动下的牙刷刷头	摩擦牙面以达到清洁效果

五、脉冲式冲牙器

种植患者戴牙后除了常规刷牙、使用牙线外，现在又出现了一种比较新颖的刷牙工具——脉冲式冲牙器。脉冲式冲牙器因其高效的清洁效果得到了广泛的认可。那么冲牙器的作用机制是什么呢？有哪些功能呢？

（一）作用机制

脉冲和水压是脉冲式冲牙器发挥清洁作用的关键机制，二者结合作用于牙面及牙周组织可产生加压、减压循环交替的效果。加压阶段水流冲入牙的邻面间隙和/或牙周袋内部，减压阶段有利于食物残渣和细菌顺利流出。因此，相对于恒定水压冲牙器而言，脉

冲式冲牙器能更有效地清除牙菌斑和食物残渣，并可按摩牙龈。

（二）脉冲式冲牙器的功能

1. 清除牙缝内的污垢、食物残渣等　利用内部一小电机将装入其中的水形成每分钟1 200次的超细高压脉冲水柱，这种超细高压水柱能够毫无困难地深入牙、牙龈的缝隙中，有效地清除其污垢和细菌。

2. 抑制牙龈出血　牙龈炎患者初次使用冲牙器，会有出血现象。但经过脉冲水柱对牙龈伤口的清洁，伤口会逐渐愈合，轻度牙龈炎患者使用1~2天后出血现象即可消失。

3. 缓解牙痛　使用冲牙器对因炎症引起的疼痛部位进行清洗，可将发炎部位的有害物质清除干净，缓解细菌滋生。同时脉冲水柱对牙龈的按摩作用会促进血液循环，起到缓解疼痛的作用。

4. 减少口腔异味　高压超细脉冲水柱深入牙缝冲洗，及时有效的清除牙缝内的食物残渣、软垢及有害细菌，彻底改善口腔内环境，从而改善不良口气。

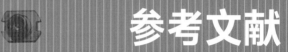

参考文献

1. GB 50333—2013. 医院洁净手术部建筑技术规范.

2. GB 51039—2014. 综合医院建筑设计规范.

3. 国家环境保护总局污染控制司，中华人民共和国卫生部医政司. 医疗废物管理国家法规与标准. 北京：化学工业出版社，2004.

4. 杭元凤，于泓. 医用建筑规划. 2 版. 南京：东南大学出版社，2013.

5. GB 51039—2014. 综合医院建筑设计规范.

6. 宫苹，梁星. 陈安玉口腔种植学. 北京：科学技术文献出版社，2011.

7. 刘宝林. 口腔种植学. 北京：人民卫生出版社，2011.

8. 王少海，马威. 口腔种植手术学图解. 北京：人民卫生出版社，2015.

9. 刘福祥. 口腔设备学. 4 版. 成都：四川大学出版社，2018.

10. 宫苹，袁泉. 口腔种植科诊疗与操作常规. 北京：人民卫生出版社，2018.

11. 宿玉成. 口腔种植学词典. 北京：人民卫生出版社，2020.

12. 宫苹. 口腔种植学. 北京：人民卫生出版社，2020.

13. WATANABE A，TAMAKI N，YOKOTA K，et al. Monitoring of bacterial contamination of dental unit water lines using adenosine triphosphate bioluminescence. J Hosp Infect，2016，94（4）：393-396.

14. RODRIGUES S，SUVARNA S，SUVARNA J，et al. Microbial assessment of dental unit waterlines in an institutional setup in Karnataka，South India. Indian J Dent Res，2017，28（5）：555-559.

15. 韩梦，王春丽，李秀娥，等. 某三级甲等医院口腔门诊水路冲洗行为依从性现状调查. 中国感染控制杂志，2020，19（1）：83-86.

16. 林野. 口腔种植学. 北京：北京大学医学出版社，2014.

17. 赖红昌. 当代口腔种植学进展. 北京：科学出版社，2014.

18. GALLUCCI G O，PAPASPYRIDAKOS P，ASHY L M，et al. Clinical accuracy outcomes of closed-tray and open-tray implant impression techniques for partially edentulous patients. Int J Prosthodont，2011，24（5）：469-472.

19. DAMODARA E K，LITAKER M S，RAHEMTULLA F，et al. A randomized clinical trial to compare diagnostic casts made using plastic and metal trays. J Prosthet Dent，2010，104（6）：364-371.

20. HYDE T P，CRADDOCK H L，GRAY J C，et al. A randomised controlled trial

of complete denture impression materials. J Dent，2014，42（8）: 895-901.

21. JO A，KANAZAWA M，SATO Y，et al. A randomized controlled trial of the different impression methods for the complete denture fabrication: Patient reported outcomes. J Dent，2015，43（8）: 989-96.

22. ENKLING N，BAYER S，JOHREN P，et al. Vinyl siloxanether: a new impression material. Clinical study of implant impressions with vinyl siloxanether versus polyether materials. Clin Implant Dent Relat Res，2012，14（1）: 144-151.

23. SCHMITTER M，JOHNSON G H，FAGGION C Jr，et al. Clinical success rates for polyether crown impressions when mixed dynamically and statically. Clin Oral Investig，2012，16（3）: 951-960.

24. RUDOLPH H，QUAAS S，HAIM M，et al. Randomized controlled clinical trial on the three-dimensional accuracy of fast-set impression materials. Clin Oral Investig，2013，17（5）: 1397-1406.

25. LUTHARDT R G，WALTER M H，QUAAS S，et al. Comparison of the three-dimensional correctness of impression techniques: a randomized controlled trial. Quintessence Int，2010，41（10）: 845-853.

26. FRANCOIS P，GREENWALL-COHEN J，Le GOFF S，et al. Shear bond strength and interfacial analysis of high-viscosity glass ionomer cement bonded to dentin with protocols including silver diammine fluoride. J Oral Sci，2020，62（4）: 444-448.

27. VIANI A，SOTIRIADIS K，KUMPOVA I，et al. Microstructural characterization of dental zinc phosphate cements using combined small angle neutron scattering and microfocus X-ray computed tomography. Dent Mater，2017，33（4）: 402-417.

28. BAKHORI S K M，MAHMUD S，MOHAMAD D，et al. Surface morphological and mechanical properties of zinc oxide eugenol using different types of ZnO nanopowder. Mater Sci Eng C Mater Biol Appl，2019，100: 645-654.

29. NIETO-AGUILAR R，SERRATO-OCHOA D，MEDINA-NAVARRO R，et al. In vitro retentionefficiency of temporary type zinc oxide cement for

orthodontic forced eruption. Int Orthod，2019，17（1）: 96-102.

30. FOXTON R M. Current perspectives on dental adhesion:（2）Concepts for operatively managing carious lesions extending into dentine using bioactive and adhesive direct restorative materials. Jpn Dent Sci Rev，2020，56（1）: 208-215.

31. WADHWANI C，GOODWIN S，CHUNG K. Cementing an implant crown: a novel measurement system using computational fluid dynamics approach. Clin Implant Dent R，2016，18（1）: 97-106.

32. 夏婷，施斌. 减少粘接固位种植牙冠周围残留粘接剂方法的研究进展. 国际口腔医学杂志，2017（06）: 108-112.

33. 赖红昌. 口腔种植修复并发症的危险因素及防控策略. 中华口腔医学杂志，2020，55（11）: 814-818.

34. ROCCHIETTA I，FERRANTINO L and SIMION M. Vertical ridge augmentation in the esthetic zone. Periodontol 2000，2018，77（1）: 241-255.

35. CHIAPASCO M and CASENTINI P. Horizontal bone-augmentation procedures in implant dentistry: prosthetically guided regeneration. Periodontol 2000，2018，77（1）: 213-240.

36. DUCOMMUN J，EI KHOLY K，RAHMAN L，et al. Analysis of trends in implant therapy at a surgical specialty clinic: Patient pool，indications，surgical procedures，and rate of early failures-A 15-year retrospective analysis. Clin Oral Implants Res，2019，30（11）: 1097-1106.

37. TESTORI T，WEINSTEIN T，TASCHIERI S，et al. Risk factors in lateral window sinus elevation surgery. Periodontol 2000，2019，81（1）: 91-123.

38. MARIN S，KIRNBAUER B，RUGANI P，et al. Potential risk factors for maxillary sinus membrane perforation and treatment outcome analysis. Clin Implant Dent Relat Res，2019，21（1）: 66-72.

39. DUAN D H，FU J H，QI W，et al. Graft-Free maxillary sinus floor elevation: A systematic review and meta-analysis. J Periodontol，2017，88（6）: 550-564.

40. KIM H J，YEA S，KIM K H，et al. A retrospective study of implants placed following 1-stage or 2-stage maxillary sinus floor augmentation by the lateral

window technique performed on residual bone of <4 mm: Results up to 10 years of follow-up. J Periodontol，2020，91（2）: 183-193.

41. PARK W B，KANG K L and HAN J Y. Factors influencing long-term survival rates of implants placed simultaneously with lateral maxillary sinus floor augmentation: A 6- to 20-year retrospective study. Clin Oral Implants Res，2019，30（10）: 977-988.

42. ATEF M，OSMANsman A H and HAKAM M. Autogenous interpositional block graft vs onlay graft for horizontal ridge augmentation in the mandible. Clin Implant Dent Relat Res，2019，21（4）: 678-685.

43. AMIN S，WEBER H P，FINKELMAN M，et al. Digital vs. conventional full-arch implant impressions: a comparative study. Clin Oral Implants Res，2017，28（11）: 1360-1367.

44. THOME G，CALDAS W，BERNARDES S R，et al. Implant and prosthesis survival rates of full-arch immediate prostheses supported by implants with and without bicortical anchorage: Up to 2 years of follow-up retrospective study. Clin Oral Implants Res，2021，32（1）: 37-43.

45. VELTRI M，EKESTUBBE A，ABRAHAMSSON I，et al. Three-Dimensional buccal bone anatomy and aesthetic outcome of single dental implants replacing maxillary incisors. Clin Oral Implants Res，2016，27（8）: 956-963.

46. SHARMA A J，NAGRATH R and LAHORI M. A comparative evaluation of chewing efficiency，masticatory bite force，and patient satisfaction between conventional denture and implant-supported mandibular overdenture: An in vivo study. J Indian Prosthodont Soc，2017，17（4）: 361-372.

47. GIANNASI C，PAGNI G，POLENGHI C，et al. Impact of dental implant surface modifications on adhesion and proliferation of primary human gingival keratinocytes and progenitor cells. Int J Periodontics Restorative Dent，2018，38（1）: 127-135.

48. 赵佛容. 口腔护理学. 3 版. 上海: 复旦大学出版社，2017.

49. 李秀娥，王春丽. 实用口腔护理技术. 北京: 人民卫生出版社，2016.

50. 陈江. 无牙颌种植理论与实践. 沈阳: 辽宁科学技术出版社，2019.

版权所有，侵权必究！

图书在版编目（CIP）数据

口腔种植医护一体化指引清单．第 1 辑 / 满毅，林洁
主编．—北京：人民卫生出版社，2023.8
ISBN 978-7-117-35075-4

Ⅰ．①口… Ⅱ．①满… ②林… Ⅲ．①种植牙 – 口腔
外科学 Ⅳ．①R782.12

中国国家版本馆 CIP 数据核字（2023）第 141236 号

人卫智网	**www.ipmph.com**	医学教育、学术、考试、健康， 购书智慧智能综合服务平台
人卫官网	**www.pmph.com**	人卫官方资讯发布平台

口腔种植医护一体化指引清单　第 1 辑
Kouqiang Zhongzhi Yihu Yitihua Zhiyin Qingdan　Di 1 Ji

主　　编：满　毅　林　洁
出版发行：人民卫生出版社（中继线 010-59780011）
地　　址：北京市朝阳区潘家园南里 19 号
邮　　编：100021
E - mail：pmph @ pmph.com
购书热线：010-59787592　010-59787584　010-65264830
印　　刷：北京瑞禾彩色印刷有限公司
经　　销：新华书店
开　　本：787 × 1092　1/16　印张：16
字　　数：331 千字
版　　次：2023 年 8 月第 1 版
印　　次：2023 年 9 月第 1 次印刷
标准书号：ISBN 978-7-117-35075-4
定　　价：129.00 元

打击盗版举报电话：**010-59787491**　**E-mail：WQ @ pmph.com**
质量问题联系电话：**010-59787234**　**E-mail：zhiliang @ pmph.com**
数字融合服务电话：**4001118166**　　**E-mail：zengzhi @ pmph.com**